医療事故調
運用ガイドライン

日本医療法人協会医療事故調運用ガイドライン作成委員会　編

へるす出版

日本医療法人協会による医療事故調運用ガイドラインを推薦するにあたって

　このたび，日本医療法人協会から医療事故の調査に関する手順書が上梓された。2014年「地域における医療及び介護の総合的な確保を推進するための関係法律の整備等に関する法律」が成立し，これに基づいて医療法が改正され，そのなかで医療事故の調査に関する制度が創設されるに至り，助産所，診療所，病院には本制度に則った作業が課せられることとなった。

　この制度の基本が医療の安全を向上させることにあることは，法の意義に照らしてすでに周知であるとは思われるが，それでも事故に関与した医療者の責任を問いたい考え方が対峙して存在することもよく知られている。事故の調査を進めるうえで遭遇する，このような矛盾について説明し，また折に触れてしばしば引用される「有害事象の報告・学習システムのためのWHOドラフトガイドライン」がへるす出版から翻訳されていた（2011年10月）ので，それにあやかる意図もあって，このガイドラインが同社からの発行となったかもしれない。

　さて，そのような出版の経緯はさておき，多くの医療者にとっては，本制度を説明する法律，省令，通知に含まれる文言について，つまり病院の管理者や医療現場の医療者に課せられる作業そのものについて，そのまま容易に，かつ具体的に理解できるように必ずしもなっていない。このような現状もあって，いくつかの団体が説明会などを催している。しかし，なかには，上記の矛盾を峻別しきれないまま，それこそ医療者の安全を守れない可能性について，また事故の報告先である第三者機関があたかも権威を発揮するかといった誤解などについて懸念せざるを得ない向きもないとはいえない。

　以上の状況に鑑みて，本書は医療の現場にこそ，患者・家族とわれわれ医療者との信頼関係の基本があることを旨として解説を進めている。第三者機関も，医療機関を支援する諸団体（支援組織）も，そしてそれらに協力するであろう地域の大学病院などもそのような信頼関係を強化・補完する一翼を担うものでなくてはならない。地域の中核病院が中小規模の病院や診療所を支援する地域医療そのものの構図は，基本的にそのような意義を有していて，ここでもそれが活かされるべきであると考える。

　本書に引き続いて，同様のガイドラインなどが他の団体からも世に出されるであろうが，本書は医療の基本にきわめて忠実な解説書としての位置を占めることになると思われる。ここに関係各位のご尽力に深甚なる敬意を表すところである。

昭和大学病院　病院長
有　賀　　徹

はじめに

　医療法の一部が改正され，新たに事故調査についての制度（以下，「本制度」といいます）ができ，「医療事故調査制度の施行に係る検討会」での検討の結果が取りまとめられました[*1,1)]。改正された医療法（以下，「改正医療法」といいます）を受けた省令（医療法施行規則）が定められ，通知（平成27年5月8日付医政局長通知　医政発0508，以下「本通知」といいます）も出されました。

　しかし，改正医療法の条文や省令・通知だけでは医療従事者には理解しにくい部分もあるのではないかと思われます。当ガイドラインでは，臨床現場の医療従事者が判断に迷わないよう，また，当制度により臨床現場に過剰な負担が生じ，本来臨床に充てるべきリソースを消費することがないよう，改正医療法の条文を原則論から解説するとともに，本制度の実施・運用の在り方について提言を行います。

　また，本書は，いざというときの現場医療者の利便性を考慮し，重要なコラム，図表，フロー図などを巻頭に配置しました。必要な部分をコピーし，救急室・病棟などの目立つところに掲示し，関係者が冷静に対処できるようにすることをお勧めします。

日本医療法人協会
医療事故調運用ガイドライン作成委員会
委員長　小田原　良治

[*1]：平成27年3月20日付『医療事故調査制度の施行に係る検討について』医療事故調査制度の施行に係る検討会作成（以下，「検討会とりまとめ」といいます）。
http://www.mhlw.go.jp/stf/shingi2/0000078202.html

医療事故調運用ガイドライン

日本医療法人協会医療事故調運用ガイドライン作成委員会

［委員会構成］

委員長	小田原良治	日本医療法人協会常務理事
副委員長	伊藤　雅史	日本医療法人協会常務理事
	坂根みち子	医療法人櫻坂 坂根Mクリニック院長
		現場の医療を守る会代表世話人
委　員	於曽能正博	医療法人社団爽風会 おその整形外科院長
	佐藤　一樹	医療法人社団いつき会 ハートクリニック院長
	染川　真二	弁護士法人染川法律事務所　弁護士
	田邉　　昇	中村・平井・田邉法律事務所　弁護士
	中島　恒夫	一般社団法人全国医師連盟理事
	満岡　　渉	医療法人社団光楓会 満岡内科・循環器科院長
	岡崎　幸治	日本海総合病院　医師
	山崎　祥光	井上法律事務所　弁護士
	森　　亘平	浜松医科大学医学部医学科
顧　問	日野　頌三	日本医療法人協会会長
	井上　清成	日本医療法人協会顧問
	上　　昌広	東京大学医科学研究所特任教授

目 次

巻頭資料

① コラム：医師法 21 条について i
② 報告対象（＝医療事故） ii
③ 「予期しなかった死亡」要件 iii
④ 「医療に起因する死亡」要件 iv
⑤ 「医療事故の定義について」基本的な考え方 v

1 当ガイドラインが示す本制度の原則　　1

1. 原則①：遺族への対応が第一であること 1
2. 原則②：法律に則った内容であること 1
3. 原則③：本制度は医療安全の確保を目的とし，紛争解決・責任追及を目的としない 1
4. 原則④：非懲罰性・秘匿性を守るべきこと
   （WHO ドラフトガイドラインに準拠していること） 2
5. 原則⑤：院内調査が中心で，かつ，地域ごと・病院ごとの特性に合わせて
   行うべきであること 3
6. 原則⑥：本制度により医療崩壊を加速してはならないこと（範囲を限定すべきこと） 5

2 報告対象について　　7

1. 「予期しなかった」とは（「予期しなかった死亡」要件） 7
2. 「提供した医療に起因し，又は起因すると疑われるもの」とは
   （「医療に起因する死亡」要件） 10
3. 法律文言の推移（「過誤」類型・「管理」類型は削除されたこと） 13
4. 「過誤」「過失」は報告要件ではない 14
5. 死産について 15
6. 医療事故の判断プロセス 15
7. 報告対象についての提言 16

3 医療機関からセンターへの発生報告　　17

1. 医療機関からセンターへの報告方法 17
2. 医療機関からセンターへの報告事項 17
3. 医療機関からセンターへの報告期限 18

4 医療機関から遺族への発生報告時説明　　19

1. 遺族の範囲 19
2. 遺族への説明事項 19

5 院内調査の方法 ... 21
1. 調査の目的は医療安全の確保であること ... 22
2. 施設ごとに事案に応じて行うべきこと ... 23
3. 院内での通常の医療安全対策は別途これまでどおり行う ... 23
4. 院内調査についての提言 ... 23

6 院内調査結果のセンターおよび遺族への報告（非懲罰性・非識別性） ... 26
1. センターへの調査結果報告が中心とされていること ... 27
2. センターへの調査結果報告書 ... 27
3. 調査報告書での非識別性の確保 ... 28
4. 遺族に対する調査後の説明 ... 29

7 院内事故調査の支援体制について（支援団体と支援内容） ... 32
1. 院内での調査完結を原則とすべきこと ... 34
2. 多様なサポート体制確保の必要があること ... 35

8 センター指定について ... 36

9 センター業務について ... 38
1. センターの位置づけ ... 38
2. 院内調査結果報告の整理および分析とその結果の医療機関への報告 ... 39
3. センター調査にかかわる事項 ... 40
4. センターが負う守秘義務・報告書の秘匿性 ... 43
5. 公表について ... 43
6. センター調査に伴う遺族および医療機関の費用負担 ... 44
7. センターが行う研修について ... 44
8. センターが行う普及啓発について ... 44
9. センターが備えるべき規定について ... 45
10. センターの事業計画などの認可・事業報告書の提出について ... 45
11. センターの業務の休廃止の許可について ... 46
12. センターが備える帳簿について ... 46

連絡先・文献 ... 48

巻頭資料　①コラム：医師法21条について

　今回の事故調制度ができたのは，そもそも，医師法21条に基づく警察への届出回避との希望が反映されたという経緯があるようです。しかし，医師の間には，医師法21条に対する誤解がいまだにあるように思われますので，この点を説明しておきます。

医師法21条
　医師は，死体又は妊娠4月以上の死産児を検案して異状があると認めたときは，24時間以内に所轄警察署に届け出なければならない。（違反すると同33条の2で50万円以下の罰金刑。）

　法律の条文の解釈は，裁判官によっても分かれる場合がありますが，条文の意味を最終的に解釈する権限があるのは最高裁です。行政庁は，この解釈に従って法律を運用する義務がありますし，国会も，最高裁の解釈に不満があれば，立法によって解決するしかありません。医師法21条については，最高裁平成16年4月13日判決（判例タイムズ1153号95頁）が解釈を確立させています。

　同事案は，すでに退院予定のある関節リウマチに対する手指手術の患者に，准看護師が誤って消毒薬を静注して死亡せしめたという事案であり，明白な医療過誤事件です。医師法21条の届け出義務違反事件の共犯として起訴された病院長について，東京地裁は，①患者の予期しない急変，②明白な医療過誤，③医師の死亡診断時の外表面の異状性の認識を認定し，死体を検案して死亡原因が不明であるというのであるから，死体を検案して異状性の認識があったとして有罪認定をしました（東京地裁平成13年8月30日判決　最高裁刑事判例集58巻4号267頁）。

　ところが，この判決について，東京高裁は，同様の事実認定ながら，あくまで異状性の認識は外表面に求めるべきであるとして，医師が死体の外表面の異状を明確に認識していないのであれば異状性の認識はないとして原審を破棄したのです（東京高裁平成15年5月19日判決　判例タイムズ1153号99頁）。上告審である最高裁も死体の検案とは外表面を調べることであるという定義を採用して，高裁判決を支持しました。

　したがって，院内での診療行為に起因した死亡は，外表面に特段の異状がない場合がほとんど（外科手術の手術痕は，手術を行うことが異状でない限り外表面の異状ではないことは当然でしょう）ですから，診療関連死に医師法21条が適用されるケースはきわめてまれなのです。たとえば，インスリンを誤って過量投与したケースや，手術中に血管損傷があり，出血性ショックに陥り，DICを合併し多臓器不全で死亡したようなケースは異状死体ではありません。あくまで，医師が「死体の外表面」をみたときに，これはいったい!?と思うような「異状」があるケースのみが届出義務の対象なのです。

　今回の事故調制度は，医師法とは並列的な位置づけですので，それぞれについて要件を検討して，それぞれについて届出あるいは報告の必要性を判断することになります。

　また，正しい医師法21条の解釈を厚労省，医師会は医療現場に周知させるべきではないでしょうか。

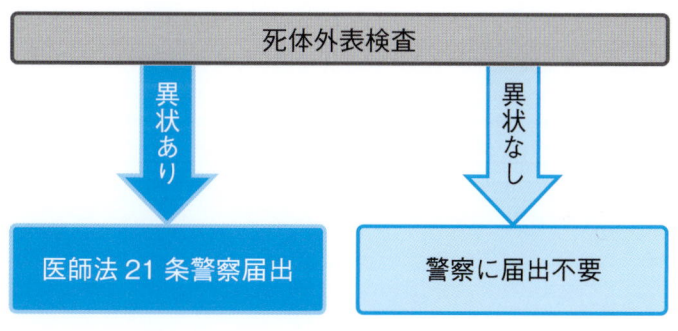

巻頭資料　②報告対象（＝医療事故）

【このページを救急室・病棟などの目立つところに掲示してください】

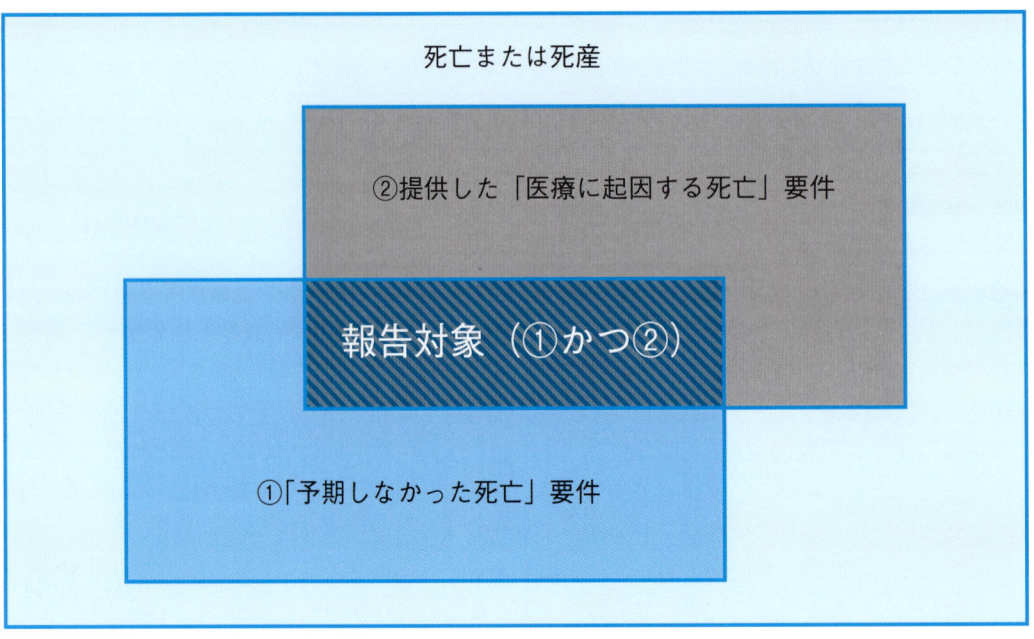

※①「予期しなかった死亡」要件と，②提供した「医療に起因する死亡」要件（「医療に起因する死亡」要件といいます）を同時に満たす場合（①かつ②）のみ報告対象です。

巻頭資料　③「予期しなかった死亡」要件

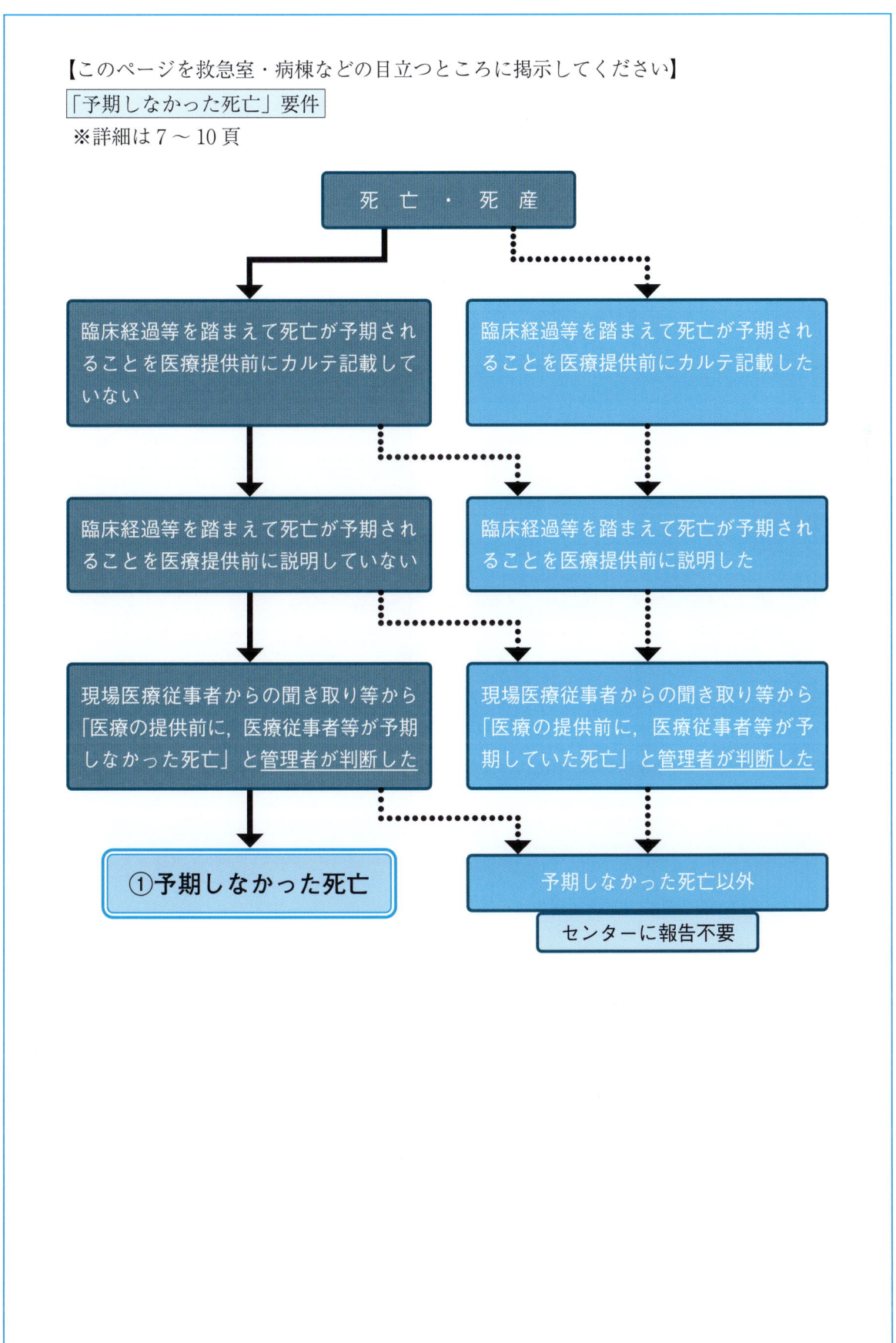

巻頭資料　④「医療に起因する死亡」要件

【このページを救急室・病棟などの目立つところに掲示してください】

「医療に起因する死亡」要件
※詳細は10～13頁

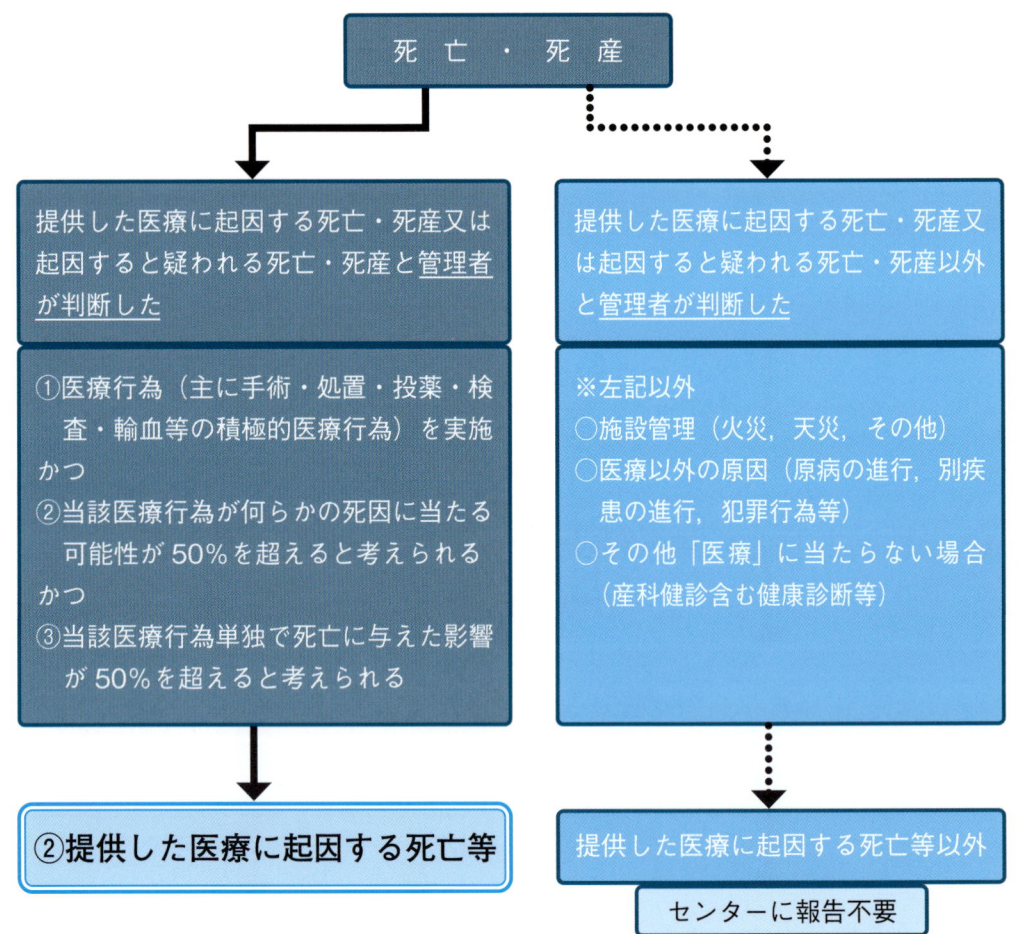

【備考】
* ①予期しなかった死亡要件，②医療起因性要件の該当性は，いずれも「管理者が判断」します（法第6条の10第1項，規則第1条の10の2第1項柱書）。
* 疾患や医療機関における医療提供体制の特性・専門性によって該当性が異なります。
* 医師法21条に基づく届出は，死体の外表に異状がある場合のみ行います（「死体を外表検査したところ異状を認めなかった」とカルテ・診療録に明記してください）。
* 死亡を知ってから医療事故調査・支援センター（以下，「センター」といいます。）への報告（発生報告）は，「遅滞なく」です。1カ月以内が目安です。必要な情報収集と管理者の判断が済んだ時点で報告を行ってください。
* 過誤・過失の有無は，報告の判断とは無関係です。
* 遺族の要望も，報告の判断とは無関係です。
* 医師法21条とは異なり，センターへの報告義務に罰則はありません。

巻頭資料　⑤「医療事故の定義について」基本的な考え方

法律	**第6条の10** 　病院，診療所又は助産所（以下この章において「病院等」という。）の管理者は，医療事故（当該病院等に勤務する医療従事者が提供した医療に起因し，又は起因すると疑われる死亡又は死産であって，当該管理者が当該死亡又は死産を**予期しなかったものとして厚生労働省令で定めるもの**をいう。以下この章において同じ。）が発生した場合には，厚生労働省令で定めるところにより，遅滞なく，当該医療事故の日時，場所及び状況その他厚生労働省令で定める事項を第6条の15第1項の医療事故調査・支援センターに報告しなければならない。	
省令事項		②「予期しなかったもの」
通知事項	①「医療に起因し又は起因すると疑われる」	②「予期しなかったもの」

○　医療事故の範囲

	医療に起因し，又は起因すると疑われる死亡又は死産	左記に該当しない死亡又は死産
管理者が予期しなかったもの	**制度の対象事案**	
管理者が予期したもの		

※過誤の有無は問わない
（文献2）

1 当ガイドラインが示す本制度の原則

1 原則①：遺族への対応が第一であること

　患者が死亡したときに，迅速にすべきことは，遺族への対応・遺族に対する説明で，センターへの報告ではありません。

　遺族への対応・説明は，本制度の目的である医療安全の確保そのものとは別ですが，医療の一環として非常に大事な事柄であること，遺族とのコミュニケーション不足が予想外の紛争化を招き，遺族にとっても医療従事者にとっても不幸な事態となることから，当ガイドラインにおいてもその重要性を強調します。

2 原則②：法律に則った内容であること

　『地域における医療及び介護の総合的な確保を推進するための関係法律の整備等に関する法律』が平成26年6月，第186回通常国会で成立し，これにより医療法が改正され，新たに事故調査についての制度ができました。

　国会で成立した法律は，国民が投票により選んだ国会議員により構成される国会の議決を経ていますので，法律の文言には重みがあり，文言をはずれた解釈をすべきではありません。特に，国民に負担を課す規定ですので，安易な拡大解釈は許されないことは言うまでもありません。「省令」は「法律」が具体的な中身を詳しく規定していない場合に，行政庁（この法律では厚生労働省）が中身を規定するものです。「通知」は，「法律」の具体的な解釈を行政庁が行うものです。「省令」と「通知」は，「法律」の内容をある程度補則することはできても，法律の趣旨を変更することはできず，本制度に関する省令や通知についても改正医療法の趣旨に則り，文言を理解する必要があります。

　とりわけ，ガイドラインやQ＆Aは厚生労働省の作成したものであっても，一つの解釈を示したものにすぎず，最高裁の判例でも，国民を拘束するものではないとされています。特に本制度については，すでに厚生労働省の通知において，ガイドラインなどは一つの参考に過ぎないと明記しています。

　特に本制度は，10年以上もの長い期間をかけて議論され，さまざまな意見を踏まえ，法律案にも再三の修正が加えられた経緯がありますので，修正の経緯を踏まえて条文を理解することが不可欠です。この点は，後述する報告対象の項で重要になります。

　また，法律・省令・通知が具体的に求める部分と，管理者に裁量として委ねられた部分の違いを理解することも重要です。

3 原則③：本制度は医療安全の確保を目的とし，紛争解決・責任追及を目的としない

　本制度は，医療法の第3章「医療の安全の確保」の中に「第1節　医療の安全の確保のための措置」を設けていること，本通知においても「本制度の目的は医療安全の確保であり，個人の責任を追及するためのものではない」と繰り返し明言されていることから，医療安全確保を目的とするものであることは明らかで，紛争解決と責任追及は目的ではありません。この点は，本制度に関する厚生労働省

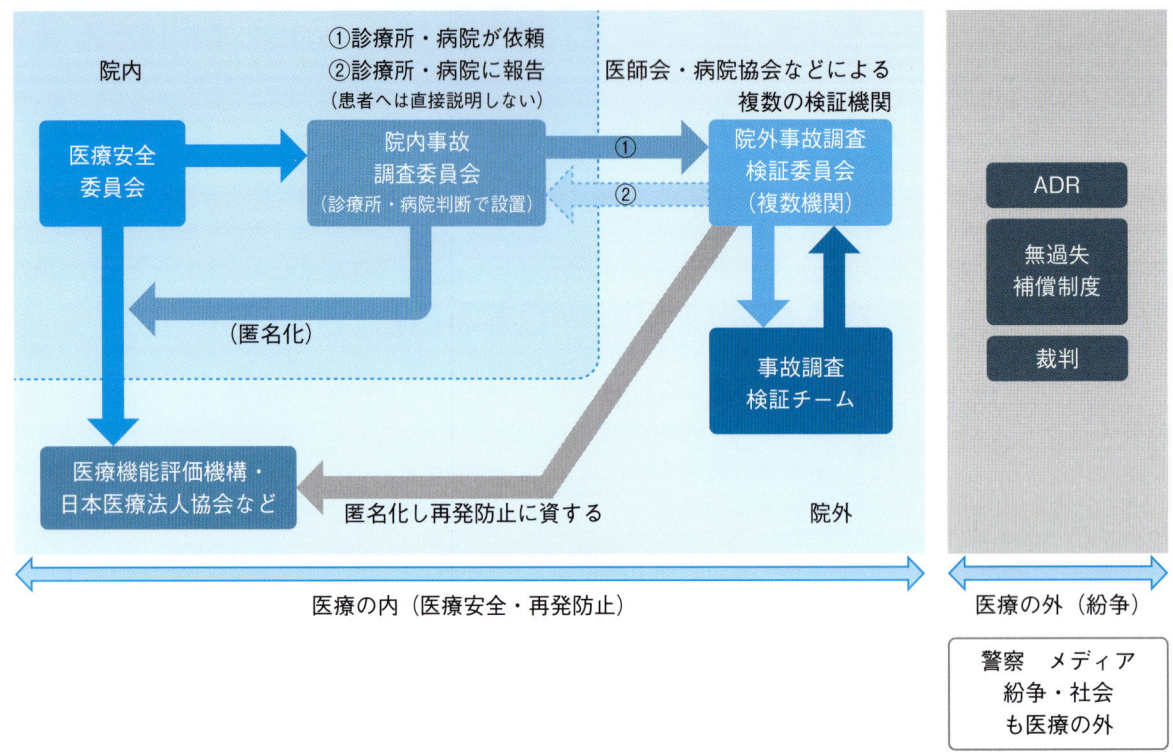

図1 基本的な考え方（四病協・日病協合意に基づく概要図）

のQ＆A[3]でも明確にされており，説明責任や紛争解決の視点で本制度をとらえることは誤解の元であり，厳に戒められるべきことです。

同Q＆Aが，本制度の基盤として位置づけているWHO（世界保健機構）のいわゆるWHOドラフトガイドライン（WHO Draft Guidelines for Adverse Event Reporting and Learning Systems[4]，以下「WHOドラフトガイドライン」といいます）は学習のための事故報告制度と，説明責任のための事故報告制度を峻別しており，両方の趣旨を両立することは困難であるとしています。WHOドラフトガイドラインは，前者の特徴として，懲罰を伴わないこと（非懲罰性），患者，報告者，施設が特定されないこと（秘匿性），報告システムが報告者や医療機関を処罰する権力を有するいずれの官庁からも独立していること（独立性）などが必要であるとしています。そして，本制度は責任追及を目的とするものではないこと，匿名化を求めていること，第三者機関の調査結果を警察や行政に届けるものではないことから，明らかに本制度はWHOドラフトガイドラインでいうところの学習のための制度で，このことは前述のQ＆A（Q1）でも明示されています。

医療の内（医療安全・再発防止）と医療の外（紛争）は明確に切り分けるべきものです（図1）。医療安全確保のための仕組みであるならば，そのための「原因分析」のみを行うべきです。「原因究明」は責任追及と結びつくため，医療安全の確保と並列かつ同時に行う仕組みは機能しません。本通知においても，「必ずしも原因が明らかになるとは限らないことに留意すること」をわざわざ指摘しています。

本制度の目的は医療安全の確保で，紛争解決や責任追及ではないことを踏まえて本制度の解釈と運用を行わなければなりません。

4　原則④：非懲罰性・秘匿性を守るべきこと（WHOドラフトガイドラインに準拠していること）

WHOドラフトガイドラインは，医療安全の分野，特に有害事象などの報告システムの基本的な考

え方について述べるとともに，WHO加盟国に対する提言を行っています。

WHOドラフトガイドラインは，医療安全分野での文献の調査，報告システムが存在する国での調査などを踏まえて作成されたもので，その内容については医療従事者の多くが賛同するところです。わが国の各病院団体もWHOドラフトガイドラインを支持しています。

このWHOドラフトガイドラインにおいては，報告した医療者を懲罰しないことを求めるとともに，報告された情報の秘匿性が重要であることを述べています[*1]。多くの実践を通じて，非懲罰性・秘匿性の遵守が報告システムの成功する必須条件だとわかってきたからです。

学習のための制度という視点でみれば，医療安全の確保のためには失敗から学ぶことも重要です。そのため，医療事故が発生した場合，当事者からの聞き取りを含め，どのような事実があったのか必要な情報を収集して分析することが肝要ですが，収集した情報が当事者などの責任追及に使われるのであれば，十分な情報収集はできません。また，責任追及につながる情報の提供を医療従事者らに強要することは人権侵害にもなりかねません。そこで医療安全の確保を目的とする制度では，WHOドラフトガイドラインが求めるように，非懲罰性と秘匿性が不可欠となります。

前述のように，本制度の目的は医療安全の確保で，かつ，改正医療法，医療法施行規則，本通知のいずれにおいても，秘匿性（非識別性）を守ることが求められています。つまり，本制度は「学習のための制度」で，WHOドラフトガイドラインに準拠したものです。この趣旨をよく理解し，本制度が準拠するWHOドラフトガイドラインに則った解釈・運用をすべきです。

5　原則⑤：院内調査が中心で，かつ，地域ごと・病院ごとの特性に合わせて行うべきであること

1) 現場に即した院内調査が中心

本制度は，院内調査が中心で，報告対象の判断を病院などの管理者の判断に委ねています。センターは，これを支援・補充する役割で，調査についても院内調査が先行し，センター調査は原則として院内調査の結果を検証するにとどめることが本通知でも明示されています。本制度は医療機関の自立性と自律性を重視するもので，第三者機関であるセンターは院内調査に優越するものではありません。

院内調査は，医療安全の確保のために行うものですので，医療現場に密着し，各医療現場に即した調査をしなければなりません。そこで，医療機関は，自立性と自律性に基づき，原則として自力で調査を行うべきで，「中立性」の題目の下，安易に外部に調査を丸ごと任せることがあってはなりません。従来からも，第三者機関とされるモデル事業などで，適切とは言いがたい調査が行われてきた経緯を踏まえて，外部に調査を委託すれば解決が得られるという幻想は捨てるべきです。

医療は，各医療機関のなかでそれぞれの医療従事者が現場に合わせ，さまざまな調整をしながら実施しているものです。このため，院内調査を行うにも，院内医療安全委員会で再発防止を行うにも，それぞれの現場での調整の状況を踏まえながら行うことにこそ意味があるのです。

[*1]：医療安全における最大の目標は現在と将来における患者の安全の確保です。そして，組織事故に対する研究により，ヒューマンエラーによる事故に対しては，有害事象に対して処罰をもって対応しても効果はなく，むしろヒヤリハット事例の情報も含めて多数の事例を収集し，原因分析を行い，再発防止策をとることが重要であるとのコンセンサスが専門家の間で得られています。このため，医療安全目的の情報収集では，必要な情報と意見を集めることが肝要で，かつ，医療安全目的で収集した情報が，責任追及に用いられないよう担保することが非常に重要です。

2) 現場を見ない一般化・標準化をすべきでないこと

　医療機関ごとに規模や性質はさまざまなものがあり，調査にかけられる人員や時間，費用に差があり，取り得る対策もそれぞれです。このため，調査対象や調査方法については，各医療機関の現状を踏まえて行うべきで，一般化・標準化は不要です。実際に本制度では調査の手法も含めてそれぞれの医療機関に委ねられており（規則1条の10の4第1項柱書参照），委員会の設置や外部の専門家の支援の要否も含めて個々のケースごとに医療機関がそれぞれ判断すべきです。本通知においても，医療機関の体制・規模などに配慮することが必要とされています。

3) 非懲罰性・秘匿性

　院内調査の結果は遺族に十分説明すべきですが，報告書そのものを開示する改正医療法上の義務はなく，管理者が適切だと判断する方法によります。医療安全確保の目的で作成された報告書は，本来は医療の改善のため，内部的に使用する目的で作られたもので，匿名化・非識別化が求められています（規則1条の10の4第2項柱書，同条3項）。また，医療安全確保のためには，ベストの医療を目指す観点から，調査の結果，問題点を指摘して改善策を立てることが求められます。

　しかし，遺族や社会の視点からはこれらの「問題点・改善策」が法的な過失を示すものだと誤解され，医療安全確保のための報告書が責任追及の目的で使用されることが残念ながら想定され，実際にそのような使用をされた実例もあります。たとえ少数でも，そのような事態となれば医療安全確保と再発防止の仕組みは機能せず，むしろ医療の萎縮を招きます。前述のWHOドラフトガイドラインにあるように，非懲罰性・秘匿性の原則は必須で，関係した医療従事者の責任追及の結果をもたらさないよう秘密保持に留意しなければなりません。以上を踏まえて管理者は適切な方法で遺族に説明を行います。

　なお，院内規則についても，WHOドラフトガイドラインに則った内容にする必要があります。

4) センターの位置づけと守秘義務

　前述のようにセンターは院内調査に優越するものではありません。個々の医療機関ごとの事情を踏まえ，現場に沿った形で調査をすることにこそ意味があるからです。それぞれの医療機関の現場の状況を体感していないセンターは，謙抑的に，補助的な役割を担うこととなっています。

　医学と同様，医療安全も科学であり，複数の異なる分析や見解があることこそが健全な状態です。また，本制度は，今までのモデル事業の経緯や，さまざまな事故調査報告書の実態をみると，ややもすればセンターが医療安全の視点を逸脱し，一方的な見解の押しつけや医療従事者の責任追及を行うリスクがあることからも，センターは複数の民間機関とすべきです。

　センターの職員らには改正医療法第6条の21で刑罰を伴った守秘義務が課されていますが，これは上記の秘匿性を示すものというべきです。さらに，個別事例につき，警察その他行政機関への報告を行ってはならないと考えます〔ちなみに，医師法21条の解釈に関しては，最高裁判決（平成16年4月13日判決，刑集58巻4号247頁）により確定しています。詳細は巻頭資料の①コラムを参照ください。厚生労働省もようやく，死亡診断書記入マニュアル[5]の法医学会ガイドライン参照文言を削除しましたが[*2]，さらに誤解の解消に努めるべきです〕。

[*2]：当然のことですが，厚生労働省も最高裁判決と同様の解釈です（田村憲久厚生労働大臣答弁，原德壽医政局長答弁，田原克志医事課長発言，大坪寛子医療安全推進室長発言）。

6 原則⑥：本制度により医療崩壊を加速してはならないこと（範囲を限定すべきこと）

1) 医療事故調査にかかるマンパワーと費用

　医療事故調査制度として、平成17年度より『診療行為に関する死因究明のためのモデル事業』（以下「モデル事業」といいます）が実施されていました。年20件ほどの取り扱いで、報告書が出るまでに1件平均10カ月、1件当たり9人の医師と95万円の費用がかかっています。現在もこの事業は日本医療安全調査機構に引き継がれていましたが、年1億8千万円もの予算をかけて、年間20例から30例の事例に対応していたに過ぎません[6]。一方で、医療安全における具体的な効果は不明と言わざるを得ません。

　本格的な事故調査を行う場合、一般的に①事実関係の確認、②問題点の抽出、③問題点についての議論と対策などが必要になります。場合によっては、①について解剖、関係したすべての医療従事者からの聞き取りと事実経過のまとめが必要になります。②と③につき院内・院外の各専門家を集め、2時間程度の会議を何度も行う必要があります。そして、結論をまとめた報告書案を作成のうえ、誤ったところがないか、一方的な内容となっていないか、各医療従事者を含めて確認しなければなりません。各医療従事者を長時間拘束することが必要になり、多額の費用もかかり、これらの事務作業には専属の職員が複数名必要となります。院内死亡が年間99万人（平成25年）ともいわれる現状で、このような調査を幅広く行うことは非現実的です。

　特に、医療従事者の負担という意味では、ハイリスクな手術・検査・処置を行う診療科や院内死亡の確率の高い診療科（救命救急・ICU、外科、小児科、産婦人科、循環器内科、消化器内科、呼吸器内科、血液内科など）においては、医師数不足が著しく、過剰業務による医療崩壊がすでに起きています。もし本制度が漫然と広範に適用されれば、これらの診療科は、頻繁に医療事故調査の対象になることが考えられます。それは医療現場の負担をさらに増し、本来の業務である診療への悪影響は不可避で、患者へのリスクが増大します。また、そのような状況をみて、当該診療科を志望する医師が減少し、さらに医療崩壊が進むとの悪循環に陥る懸念も現実のものとして存在します。医療安全を目的とする制度で、このような結果は本末転倒だと言わざるを得ません。

　このことからも、本制度の対象は、範囲をごく限られたケースに限定し、膨大なマンパワーと費用をかけて行うべき事案に絞り込んで行うべきことは明らかです。

2) 既存の制度との重複

(1) 院内医療安全委員会

　医療安全確保のための既存の制度として、改正前医療法第6条の10（改正医療法においても第6条の12として、本制度とは別個のものとして維持されています）を受けた医療法施行規則第1条の11第1項が医療機関の責務を定めています。

　具体的には、①『医療に係る安全管理のための委員会を開催すること』（医療法施行規則第1条の11第1項第2号。いわゆる院内医療安全委員会です。無床診療所は除きます）、②『医療機関内における事故報告等の医療に係る安全の確保を目的とした改善のための方策を講ずること』（医療法施行規則第1条の11第1項4号）が求められています。

　さらに詳細には、厚生労働省の通知[7]において、①につき『重大な問題が発生した場合は、速やかに発生の原因を分析し、改善策の立案及び実施ならびに従業者への周知を図ること』とされ、②につき、『効果的な再発防止策等を含む改善策の企画立案を行うこと』とされています。

　本制度は、これら既存のものとは別のものとして創設されました（条文上、改正医療法第6条の12

は「前二条に規定するもののほか」としています）（24頁の図2を参照）。

　以上から，再発防止策は，死亡に至らないケースやヒヤリハット事案も含めて，院内医療安全委員会などで多くの事例から，個々の医療機関の状況を踏まえながら慎重に検討すべきで，個々のケースから短絡的に無理に再発防止策を導き出そうとしてはなりません。

(2) ヒヤリハット・医療事故情報収集等事業

　医療事故の情報を含めて広く収集し，再発防止に役立てようとする取り組みに関しては，すでに医療法施行規則第12条が特定機能病院などについて定めています。

　そして，日本医療機能評価機構が医療事故情報収集等事業を行っており，「医療機関等から幅広く事故等事案に関する情報を収集し，これらを総合的に分析した上で，その結果を医療機関等に広く情報提供していく」としています（ヒヤリハット事例についての情報収集も含みます）[8]。なお，医療事故情報収集等事業には，希望する医療機関は参加可能です（事業要綱第8条第1項第5号[9]）。

　このように，幅広い情報を集め，再発防止に活かそうとする試みは既存の制度もあり，これらを活用すべきでしょう。なお，医療事故情報収集等事業で収集した膨大な情報が，活かされてこなかったのも事実であり，現場への予算化を含め，早急な再検討が必要です。

3) 報告対象が不明瞭で，広範囲の報告のおそれがあること

　後述のように，本制度の報告の対象は，「医療に起因する疑い」や「予期しなかった」という抽象的な文言から，医療従事者の誤解を招くおそれがあり，「念のため」幅広い報告が行われる可能性があります。

　院内死亡が年間99万人（平成25年）ともいわれる現状で，このような幅広い報告がなされれば，各医療機関の業務は莫大なものとなり，医療従事者の本来業務に支障を来すことは明白です。最高裁判例が十分理解されていなかった経緯があるとはいえ，異状死体の届出件数をみれば，この懸念が現実のものであることは明らかです。

　このことからも，本制度の報告対象は範囲を絞り込む必要があります。

4) 結論

　医療機関にとっては，通常の診療を継続するなかで本制度に対応することは，人的・物的に新たな負担が生じ，当然費用面での負担が生じる一方，特に費用的な側面でのサポートは全く予定されていません。医療機関，特に病院ではただでさえマンパワーが少なく，まずは本来業務である診療を最優先とすべきことから，本制度の対象は人的・物的コストをかけて分析すべき事案に限定すべきです。

　それ以外の事案については，本制度の外で，改正医療法第6条の12（改正前の医療法第6条の10）およびそれを受けた医療法施行規則第12条が求める「医療の安全を確保するための措置」も踏まえ，既存制度である医療事故情報収集等事業なども利用して対応すべきです。

2 報告対象について

> **改正医療法**
>
> **第6条の10** 病院，診療所又は助産所（以下この章において「病院等」という。）の管理者は，医療事故（当該病院等に勤務する医療従事者が提供した医療に起因し，又は起因すると疑われる死亡又は死産であつて，当該管理者が当該死亡又は死産を予期しなかつたものとして厚生労働省令で定めるものをいう。以下この章において同じ。）が発生した場合には，厚生労働省令で定めるところにより，遅滞なく，当該医療事故の日時，場所及び状況その他厚生労働省令で定める事項を第6条の15第1項の医療事故調査・支援センターに報告しなければならない。

　改正医療法第6条の10第1項は，「医療事故」として，『当該病院等に勤務する医療従事者が提供した医療に起因し，又は起因すると疑われる死亡又は死産であって，当該管理者が当該死亡または死産を予期しなかったものとして厚生労働省令で定めるものをいう』としており，「医療事故」をセンターに報告する義務を課し，かつ同第6条の11第1項で「医療事故」につき必要な調査を行う義務を課していますが，報告・調査義務の対象はいかなるものでしょうか。

　『1．当ガイドラインが示す本制度の原則』で述べたように，報告の対象を適切に限定しなければ，医療崩壊を進行させ，医療安全がさらに脅かされる結果になりかねません。

　報告対象についてのポイントは，①-a 予期しなかった死亡であり（「予期しなかった死亡」要件），かつ，①-b 提供した医療に起因し，または起因すると疑われる死亡（「医療に起因する死亡」要件）の2つの要件を満たす場合に限ることです。

　また，②「過誤」類型が対象でなくなり，③単なる「管理」類型も対象ではなくなりました。

　当ガイドラインでは，「予期しなかった」「提供した医療に起因し，又は起因すると疑われる」といった改正医療法の文言について解説するとともに，以下のように提言します。改正医療法および本通知は「医療事故」にあたるかどうかの判断を管理者に委ねていますので，特に管理者の方は改正医療法と医療法施行規則（省令），本通知をよく理解してください。

1 「予期しなかった」とは（「予期しなかった死亡」要件）

> **医療法施行規則**
>
> **第1条の10の2** 法第6条の10第1項に規定する厚生労働省令で定める死亡又は死産は，次の各号のいずれにも該当しないと管理者が認めたものとする。
> 　一　病院等の管理者が，当該医療が提供される前に当該医療従事者等が当該医療の提供を受ける者又はその家族に対して当該死亡又は死産が予期されることを説明していたと認めたもの
> 　二　病院等の管理者が，当該医療が提供される前に当該医療従事者等が当該死亡又は死産が予期されることを当該医療の提供を受ける者に係る診療録その他の文書等に記録していたと認めたもの
> 　三　病院等の管理者が，当該医療を提供した医療従事者等からの事情の聴取及び第1条の11第1項第2号の委員会からの意見の聴取（当該委員会を開催している場合に限る。）を行つ

> た上で，当該医療が提供される前に当該医療従事者等が当該死亡又は死産が予期していたと認めたもの

本通知

○左記（省令）の解釈を示す。
・省令第一号及び第二号に該当するものは，一般的な死亡の可能性についての説明や記録ではなく，当該患者個人の臨床経過等を踏まえて，当該死亡又は死産が起こりうることについての説明及び記録であることに留意すること。
・患者等に対し当該死亡又は死産が予期されていることを説明する際は，医療法第一条の四第二項の規定に基づき，適切な説明を行い，医療を受ける者の理解を得るよう努めること。

1) 要件の内容・判断の主体

条文上，『管理者が当該死亡を予期しなかったもの』と明示されていますので，①管理者を基準に，②死亡することを，③予期しなかったことが必要です。

①については，管理者を基準とすることが原則なのは当然ですが，通常，管理者自身は直接患者の診療にあたるわけではなく，その意味で個別の患者の死亡を具体的に予期することは，管理者自身が医療を行った場合を除いて通常不可能です。また，管理者には各診療科の専門的知識が常にあるわけではありません。本制度では，管理者は現場医療従事者の考えを踏まえて判断することとされ（規則1条の10の2第1項各号），本通知でも「当該医療事故に関わった医療従事者等から十分事情を聴取した上で，組織として判断する」ことが明示されました。

すなわち，管理者と現場の医療従事者の双方が予期しなかった死亡，いわばその医療機関のみんなが，意外に思う死亡についてのみ「予期しなかった死亡」要件に該当すると判断することになります（表1でいうと，Ⅳのみが「予期しなかった死亡」要件に該当し，Ⅱは「予期しなかった死亡」要件に該当しません）。

なお，遺族の要請は管理者の判断を左右するものではありません。

2) 予期の対象

②については，死亡という結果そのものを予期しなかったかどうかが問題で，死因を予期しなかったかどうかは問題ではありません。つまり，予期の対象は，当該死亡の「医療起因性」ではなく，あくまでも当該患者の当該死亡または死産そのものです。

3) 予期の程度

予期という言葉は，現行法や法律用語として頻繁に用いられる用語ではありませんので，明確な定義は困難ですが，緩やかな言葉ですので，予期の程度は具体的に予期する必要はなく，抽象的に予期していればよいものだと考えます。本通知においても，「臨床経過等を踏まえて，当該死亡又は死産が起こりうること」と表現されています。

すなわち，本制度でいう「予期しなかった」とは，「まさか亡くなるとは思わなかった」という状況だといえます。

また，本制度の報告対象となる「予期」は医療過誤の司法判断の要件である「予見」とも異なる概念です。本制度の「予期」とは，具体的な予見までは必要としておらず，事後的にみて，死亡は仮にまれだとしても，「あることはあるよね」というレベルで足りると考えられます。

どのような手術の際にも出血は「予期」していますから，事前の説明と同意では出血のリスクは説

2. 報告対象について

表1　管理者と現場の予期の違い

現場の医療者＼管理者	予期した	予期しなかった
予期した	Ⅰ ・合併症 ・原病の進行	Ⅱ ・合併症（専門的知見） ・原病の進行（専門的知見）
予期しなかった	Ⅲ ・頻発する類型のエラー（誤薬など）	Ⅳ ・通常想定しないような死亡

・Ⅳが「予期しなかった死亡」要件に該当します。
・Ⅱについては報告対象とすべきではありません。本通知においても，「当該医療事故に関わった医療従事者等から十分事情を聴取した上で，組織として判断する」とされています。管理者と現場医療従事者がよく話し合って判断すべきです。

明しますが，自己血保存は手術によっては不要です。「予期」していたとはいえますが，法的な「予見可能性」はない例といえます。

4)　規則の定める具体的内容

なお，「予期」の文言だけでは不明確であるため，規則第1条の10の2第1項各号において，「予期しなかった死亡」要件に該当しない類型が列挙されました。また，本通知で「当該患者個人の臨床経過等を踏まえて，**当該死亡又は死産が起こりうることについての説明及び記録**」とされています。

具体的には，

①医療を提供する前に医療従事者等が患者又はその家族に対して当該死亡等が予期されることを説明していた場合（1号）

手術，処置，投薬，検査，輸血などの前に，医師から患者もしくは家族に対して，「あなたの（患者の）臨床経過を踏まえると，この医療行為の後に死亡することもあり得ます」と説明した場合です。説明したことを明確にするため，カルテに記載しておきましょう。

手術などの同意文書にも，単に感染，出血，血栓症が起こることがありますというだけでなく，「……によって生命に危険が及ぶこともあり得ます」といった記載があったほうが，この規定に当てはまりやすいかと思われます。

②医療を提供する前に医療従事者らが当該死亡などが予期されることを患者のカルテなどに記録していた場合（2号）

手術，処置，投薬，検査，輸血などの前に，「患者の臨床経過を踏まえると，この医療行為の後に死亡することもあり得る」とカルテ記載した場合です。

③管理者が，医療従事者らからの事情の聴取，医療安全委員会からの意見の聴取を行ったうえで，医療を提供する前に医療従事者らが当該死亡などを予期していたと認めた場合（3号）

③は，たとえば一人医師の無床診療所で医療安全管理委員会が存しない場合でも，適用され得ます。もちろん，医療安全管理委員会を設置したほうが望ましいといえます。

救急搬送されて，説明もカルテ記載も行う暇もなく，緊急手術を行ったが，合併症で死亡したような場合が該当しますが，合併症で死亡した場合，特に説明もカルテ記載もしていない場合も，本号に該当します。もちろん，当然説明しておくべき合併症を説明していない場合は，説明義務違反として過失とされる場合がありますが，センター報告の要件とは別ですので，このような場合は3号に該当し，センター報告の必要はありません。

5) 具体例

およそ患者が死亡するリスクがあるとは考えていなかったにもかかわらず，予想外に患者が死亡した場合がこれにあたります。

きわめて低リスクの手術・処置・投薬（上記のように患者が死亡するリスクがおよそないもの）の後に患者が急変して死亡した場合などが考えられます。

ただし，この際には後述の「医療に起因する死亡」要件該当性があるかどうかは別途判断する必要がある点をよく注意してください。両要件を満たした場合に初めて報告対象となります。

2 「提供した医療に起因し，又は起因すると疑われるもの」とは（「医療に起因する死亡」要件）

本通知

医療に起因し，又は起因すると疑われるもの
- ○「医療」に含まれるものは制度の対象であり，「医療」の範囲に含まれるものとして，手術，処置，投薬 及びそれに準じる医療行為（検査，医療機器の使用，医療上の管理など）が考えられる。
- ○施設管理等の「医療」に含まれない単なる管理は制度の対象とならない。
- ○医療機関の管理者が判断するものであり，ガイドラインでは判断の支援のための考え方を示す。
- ※参照：「医療に起因する（疑いを含む）」死亡又は死産の考え方

本通知

「医療に起因する（疑いを含む）」死亡又は死産の考え方
※あくまで**「参照」**です
「当該病院等に勤務する医療従事者が提供した医療に起因し，又は起因すると疑われる死亡又は死産であって，当該管理者が当該死亡又は死産を予期しなかったもの」を，医療事故として管理者が報告する。

「医療」（下記に示したもの）に起因し，又は起因すると疑われる死亡又は死産（①）	①に含まれない死亡又は死産（②）
○診察 　－徴候，症状に関連するもの ○検査等（経過観察を含む） 　－検体検査に関連するもの 　－生体検査に関連するもの 　－診断穿刺・検体採取に関連するもの 　－画像検査に関連するもの ○治療（経過観察を含む） 　－投薬・注射（輸血含む）に関連するもの 　－リハビリテーションに関連するもの 　－処置に関連するもの 　－手術（分娩含む）に関連するもの	左記以外のもの ＜具体例＞ ○施設管理に関連するもの 　－火災等に関連するもの 　－地震や落雷等，天災によるもの 　－その他 ○併発症 （提供した医療に関連のない，偶発的に生じた疾患） ○原病の進行 ○自殺（本人の意図によるもの）

－麻酔に関連するもの
　　　－放射線治療に関連するもの
　　　－医療機器の使用に関連するもの
　○その他
　　以下のような事案については，管理者が医療に起因し，
　　又は起因すると疑われるものと判断した場合
　　　－療養に関連するもの
　　　－転倒・転落に関連するもの
　　　－誤嚥に関連するもの
　　　－患者の隔離・身体的拘束・身体抑制に関連するもの

○その他
　－院内で発生した殺人・傷害致死，等

※1：医療の項目には全ての医療従事者が提供する医療が含まれる。
※2：①，②への該当性は，疾患や医療機関における医療提供体制の特性・専門性によって異なる。

1) 判断の主体

「医療に起因する死亡」要件の該当性判断をするのは，もっぱら管理者です。

2) 「提供した医療」とは

「提供した医療に起因する」とは，手術，処置，投薬，検査，輸血などの積極的医療行為を提供した場合を主に指します。

規則第1条の10の2第1項各号（特に1号2号）は明らかに積極的医療行為を想定した条文であること，本通知において，「手術，処置，投薬及びそれに準じる医療行為」とされていること，本通知参照表でも，原病の進行は「医療に起因する死亡」要件に該当しないとされていることが理由です。

3) 「医療に起因する死亡」要件に該当しない例

「提供した医療に起因する」に「該当しない」ものとしては以下のものがあります。医療起因性への該当の判断は，疾患の特性・専門性や，医療機関における医療提供体制の特性・専門性によって異なります。

①管理（火災，地震や落雷などの天災など）（なお，医療上の管理は，積極的医療行為と一体となる管理が典型的です）
②医療以外の原因（原病の進行，別疾患の進行，自殺，患者自身の危険行動，犯罪行為など）
③妊婦健診で通院継続中の死産は，原則として「医療に起因する死亡」要件に該当しません。
④転倒・転落，誤嚥，隔離・身体拘束・身体抑制，褥瘡，食事・入浴サービスなどについては，それ自体は「医療」にあたりませんので，通常「医療に起因する死亡」要件に該当しません。しかし，投薬など他の医療行為（特に積極的医療行為）が介在して死亡を起因したと管理者が判断した場合には「医療に起因する死亡」要件に該当します。

4) 複数の原因が死亡に影響する場合の判断

複数の原因が死亡に影響（原因が競合）している場合には，複数の原因のうち，医療行為が死亡に与えた影響が50％を超えると考えられる場合に，「医療に起因する死亡」要件該当性が認められます。したがって，「原因不明」は報告対象にはなりません。

裁判では，因果関係の証明は，検察官や原告側の立証責任がありますが，その程度は，刑事裁判では99％程度，民事裁判でも80％程度の心証とされています。本制度は「疑い」についても対象として

いますので，少なくとも50％程度の心証が対象と考えるべきでしょう。

とりわけ医学的な分析では，死亡に影響した原因は同時に多数が存在することが当然ですが，これらのなかに「医療行為」があれば常に「医療に起因する死亡」要件に該当することとなると，この要件はほぼ常に成立することとなり，無意味となります。このため，少なくとも，50％を超えて「医療行為」が死亡に影響を与えた場合に「医療に起因する死亡」要件を充足すると考えるべきです。

5) 死因の候補が複数ある場合

死亡の原因として複数の可能性・候補がある場合には，複数の可能性のうち，医療行為が死亡の原因である可能性が50％を超えると考えられる場合に「医療に起因する死亡」要件該当性が認められます。

時間的な指標は直接的な関係はありませんが，たとえば積極的な医療行為を行った直後の死亡であれば，積極的医療行為が原因である可能性を増す要素です。

医学的な分析では，死亡の原因を確定することは不可能で，多数の原因の可能性が常に存在します。これらの可能性・候補のなかに「医療行為」があれば常に「医療に起因する死亡」要件に該当することとなると，この要件はほぼ常に成立することとなり，無意味となります。このため，少なくとも「医療行為」が死亡の原因である可能性が50％を超える場合に「医療に起因する死亡」要件を充足すると考えるべきです。

6) 死因への医療行為の直接的・近接的・医学的関連性

本制度は学習を目的とした医療事故調査制度ですから，風が吹けば桶屋が儲かる式の条件関係や，死亡の時期が医療事故と離れているような場合には，調査対象とするには無意味です。

したがって，医療行為が間接的に死亡につながったような場合は対象外ですし，転倒後長期間を経て，その後褥瘡ができて何度か感染症を起こし，あるとき敗血症に進展して死亡したような場合は報告の対象にするべきではありません。

そして，因果関係については医学的検討によって判断するべきで，当該医療行為によって，結果発生についての寄与エビデンスが存在するものに限るべきです。すなわち，採血をしたら急に心停止が起こった場合，予期しない事故でしょうが，医学的に医療との因果関係はないと思われるので，時間的に医療行為に近接していますが，直接性も医学的関連性もないので報告対象にはなりません。本制度は，原因不明の死亡を調査する制度ではなく，医療に起因した死亡について医学的な検討を行う制度ですので，医師が集まって相談して，何か原因がわからないような死亡は対象にはなりません。

7) 医療提供の主体

医療を提供する医療従事者は，すべての医療従事者が該当し得ます。どのような医療を提供したか，という点で「医療に起因する死亡」要件該当の有無を判断してください。

8) 具体例

- 手術直後の死亡で，手術自体が原因である可能性が50％以上（原疾患，年齢などが競合するなか）
- 内視鏡処置後の死亡で，切除部位からの出血など，処置が原因である可能性が50％以上
- 輸血直後の死亡で，輸血の不適合によるなど，輸血が原因である可能性が50％以上
- 造影検査で造影剤によるアナフィラキシーショックで死亡
- 人工呼吸器使用中に，人工呼吸器が停止したことによる死亡

など

ただし，この際には前述の「予期しなかった死亡」要件該当性があるかどうかについては別途判断する必要がある点をよく注意してください。両要件を満たした場合に初めて報告対象となります。

3 法律文言の推移（「過誤」類型・「管理」類型は削除されたこと）

1) 「過誤」類型は削除されたこと

改正医療法の旧案である「大綱案」の条文では，報告の類型として，①「誤った医療行為による死亡」と，②「予期しなかった死亡」の2つをあげていました。

しかし，「過誤」を報告の要件とすることは法曹界・医療界からの批判が根強く，医療安全の確保を目的とする改正医療法では，①の類型の文言は明確に削除され，②の類型である「予期しなかった死亡」類型のみになりました。改正医療法の文言では，「過誤」「過失」に触れた文言は全くありません。

つまり，①の類型は本制度の対象から除かれ，②類型のみが本制度の対象となったことが法律文言の推移から明らかです。

大綱案	予期した	予期しなかった
過誤あり		
過誤なし	×	

改正医療法	予期した	予期しなかった
過誤あり	×	
過誤なし	×	

2) 単なる「管理」類型は削除されたこと

当初，社会保障審議会資料に記載されているように，②類型につき，「医療行為」に起因するもののほかに，「管理」に起因するものも対象とされていましたが，最終的に成立した法律では，「管理」に起因するとの文言は除かれています[10]。また，医療法施行規則第9条の23第1項第2号イ及びロでは「行つた医療又は管理に起因し」た死亡との文言で規定されていることと対比すると，明白に異なります。本通知においても，「『医療』に含まれない単なる管理は制度の対象とならない」とされています。

このように，法律文言の推移と他の法文との対比から，単なる「管理」に起因する死亡は本制度の対象から除かれ，「医療行為」に起因する死亡のみが本制度の対象となったことが明らかです。

社保審資料	予期した	予期しなかった
管理	×	
医療行為	×	

改正医療法	予期した	予期しなかった
管理	×	×
医療行為	×	

表2　予期しなかった死亡と過誤

過誤＼予期	予期した	予期しなかった
過誤なし	1A ・合併症・副作用 ・原病の進行	2A ・通常想定しない合併症 ・原病の通常想定しない急激な進行
過誤あり	1B ・頻発する類型のエラー（誤薬など）	2B ・非常にまれな類型のエラー

・2A～Bは「予期しなかった死亡」要件に該当します。しかし，原病の進行や偶発症的な合併症は，医療起因性がない（本通知参照）ので，報告対象ではありません。
・1A～Bは「予期しなかった死亡」要件を満たさず，報告対象ではありません。

4　「過誤」「過失」は報告要件ではない

1) 条文上「予期しなかった死亡」「医療起因性」のみが要件

　前述したように，法律制定の経緯で，「過誤」類型は法律文言から削除され，「予期しなかった死亡」要件と，「医療に起因する死亡」要件の双方を満たすもののみが報告の対象となっています。改正医療法の文言上，「過誤」「過失」に触れた部分はどこにもありません。

　そこで，条文に忠実に，「予期しなかった死亡」「医療起因性」のみを検討すべきです。表2で示すと，2A～Bが「予期しなかった死亡」要件を満たし，1A～Bはいずれも「予期しなかった死亡」要件を満たさず，報告対象外です。

　なお，「検討会取りまとめ」においても，「過誤の有無は問わない」ことが明記されています（「検討会とりまとめ」[11]）（巻頭資料⑤，v頁）。

2) 予期した「過誤・過失」とは

　予期したかどうかと，過誤・過失は全く別で，過誤・過失がある事例でも立場により，状況により予期していたということは十分あります。

　いかに医療安全のための対策をとっても，医療事故をゼロにできないことは医療安全の専門家の間で周知の事実です。ハインリッヒの法則からも，ヒヤリハット事例を含めて一定数の報告があれば，医療事故が起きることは予期されます。本制度で予期の主体は管理者ですが，特に組織としての医療機関をみる立場にある管理者は，一定の確率で起こる過誤，比較的頻回に報告されている過誤（ヒヤリハットを含む）により医療事故が発生することは予期しています。

3) 単純過誤事例は，本制度外で対応すべき

　管理者の予期した過誤の典型例は，薬剤の取り違えなどの単純過誤事例です。これら単純過誤は，表2では1Bにあたり，法律の文言から，本制度での報告対象にはあたりません。

　実質的にもこれらの事例は，本制度の対象とするべきではなく，医療事故情報収集等事業のような既存の制度を活用し，医療機関自身が対応すべき問題です。

　もちろん，これらの単純過誤事案も起こらないようにするシステムを構築していくことは重要なことです。われわれは，これらを放置しろと言っているのではありません。

　これら単純過誤事例については，残念ながら昔から多くの医療機関で一定の頻度で発生しています。このため，ヒヤリハット事例を含めて，既存の医療事故情報収集等事業においてすでに多数の情報収集がされていますが，十分に再発防止ができているとは言えません。

2. 報告対象について

したがって，類型的な単純過誤は，今回の調査制度で，個別の案件を詳細に検討するよりも，既存の収集事業の結果を分析して，医薬品や機材の表示などに早急に反映させる段階に来ていると思われます。特に，明白な過誤事件は，本調査制度に基づいてセンターに事故報告しても，刑事罰や民事の責任追及を抑止する手立てが全くとられていないことから，有益な事情聴取が行われがたいことも想定され，適切なケースとは言いがたいと思われます。

なお，過誤による死亡をセンターに報告しないのは隠蔽ではないかとの疑問もあると思いますが，当ガイドラインでは，原則①（1頁）で述べたように，本制度外で遺族への説明をしっかり行うべきとしており，隠蔽ではありません。

5 死産について

本通知
- 死産については「医療に起因し，又は起因すると疑われる，妊娠中または分娩中の手術，処置，投薬及びそれに準じる医療行為により発生した死産であって，当該管理者が当該死産を予期しなかったもの」を管理者が判断する。
- 人口動態統計の分類における「人工死産」は対象としない。

死産については，基本的に死亡の場合と同様です。上述の解説（10～14頁）を参考にしてください。「妊娠中または分娩中」の「医療行為」が対象となることに留意ください。

なお，『3）「医療に起因する死亡」要件に該当しない例』の③（11頁）で述べたように，妊婦健診で通院継続中の死産は，原則として「医療に起因する死亡」要件に該当しないと考えます。

6 医療事故の判断プロセス

改正医療法
第6条の11
　3　医療事故調査等支援団体は，前項の規定により支援を求められたときは，医療事故調査に必要な支援を行うものとする。
第6条の16
医療事故調査・支援センターは，次に掲げる業務を行うものとする。
　五　医療事故調査の実施に関する相談に応じ，必要な情報の提供及び支援を行うこと。

本通知
- 管理者が判断するに当たっては，当該医療事故に関わった医療従事者等から十分事情を聴取した上で，組織として判断する。
- 管理者が判断する上での支援として，センター及び支援団体は医療機関からの相談に応じられる体制を設ける。
- 管理者から相談を受けたセンター又は支援団体は，記録を残す際等，秘匿性を担保すること。

1) 組織的判断の要請

「予期しなかった死亡」要件および「医療に起因する死亡」要件の該当性判断については，管理者は現場医療従事者の考えを踏まえて判断することとされ（規則1条の10の2第1項各号），本通知で

も「当該医療事故に関わった医療従事者等から十分事情を聴取した上で，<u>組織として判断する</u>」ことが明示されました。

①管理者が判断権者であり，センターは管理者から相談を受けた際に支援するもので，かつ，②医療従事者も含め，組織として判断することとされています。

2) 「医療事故」の報告を行うのは管理者のみ

改正医療法では，「医療事故」に該当するかどうかの判断と報告（発生報告）は，医療機関の管理者のみが行うことと定められています。

<u>遺族が「医療事故」としてセンターに報告する仕組みとはなっておらず</u>，このことは厚生労働省のＱ＆Ａでも明示されています[12]。

7 報告対象についての提言

報告対象を標準化することは困難で，かつ弊害もあり，報告対象が不明瞭なため，過度に広範な報告となるおそれもあります。報告対象に該当するかどうかは，管理者が判断権者であることは改正医療法で明示され，特に「医療に起因する死亡」要件については疾患や医療機関における医療提供体制の特性・専門性によって異なることがすでに本通知で明示されていますが，臨床現場の参考として以下の提言を行います。

まず，安易な標準化は困難で弊害もあることに注意が必要で，大原則は個々の医療現場に即して判断することが重要です。

なぜなら個別患者の症状，医療従事者の知識・技術・経験，医療従事者と管理者の位置関係，病院の規模・経営主体・体制など状況が異なります。医療安全は，個々の現場の実情に応じて推進することが肝要で，標準化すると現場との間に齟齬が生じてしまいます。

対象事案を決定する手続きについても，改正医療法およびこれを受けた本通知でも明らかなように，当該管理者や病院等の自律的な運営に任せるべきであり，センターは，事案決定プロセスに対しては不介入の立場をとるべきです。

さらに，本制度の規定からはセンターへの報告対象にならないようなケースであっても，医療機関独自に医療事故調査委員会等を開いて，合議にて原因分析等を行うことを，本制度は一切否定していません。必要に応じて，センターに報告することなく，調査を行って，再発防止を試みたり，原因の分析を行うことは従来から各医療機関で行われてきたことですが，本制度が始まったからといって，今までの事故調査をやめる必要はないですし，院内の事故調査委員会を開くからといってセンターに報告する必要も一切ありません。

3 医療機関からセンターへの発生報告

1 医療機関からセンターへの報告方法

医療法施行規則

第1条の10の2
  2 法第6条の10第1項の規定による医療事故調査・支援センターへの報告は次のいずれかの方法により行うものとする。
    一 書面を提出する方法
    二 医療事故調査・支援センターの使用に係る電子計算機と報告をする者の使用に係る電子計算機とを電気通信回線で接続した電子情報処理組織を使用する方法

本通知

○以下のうち，適切な方法を選択して報告する。
　・書面
　・Web上のシステム

　本制度で，医療機関からセンターへの最初の事故報告は重要な意味をもっています。センターへの報告によって，医療機関は院内調査義務（改正医療法第6条の11第1項）や，センターへの調査報告書提出義務（改正医療法第6条の11第4項，医療法施行規則第1条の10の4第2項柱書），センターの遺族の要請に基づく再調査（改正医療法第6条の17第1項）などの各法的効果が生じます。このような重要な効果が生ずることを念頭に置いて，最初の事故報告を行うべきかは慎重に判断するべきですし，いったん報告しても，実際は医療事故の定義に入らないと管理者が考え直した場合や，報告を行うことが適切ではないと管理者が考えた場合には，いったん行った事故報告を取り消すことができると考えるべきです。
　本制度の最初の事故報告の要件は，あくまで管理者が医療事故と判断した場合ですから，少なくとも事後的に医療事故ではないと判断した場合は，事故センターの負担を軽減するためにも報告の取り消しを行うべきです。

2 医療機関からセンターへの報告事項

法律で定められた事項

　・日時／場所
　・医療事故の状況

医療法施行規則

第1条の10の2
  3 法第6条の10第1項に規定する厚生労働省令で定める事項は，次のとおりとする。
    一 病院等の名称，所在地，管理者の氏名及び連絡先

> 二　医療事故（法第6条の10第1項に規定する医療事故を言う。以下同じ。）に係る医療の提供を受けた者に関する性別，年齢その他の情報
> 三　医療事故調査（法第6条の11第1項に規定する医療事故調査を言う。以下同じ。）の実施計画の概要
> 四　前各号に掲げるもののほか，当該医療事故に関し管理者が必要と認めた情報

本通知

センターへの報告事項について
○以下の事項を報告する
　・日時／場所／診療科
　・医療事故の状況
　　・疾患名／臨床経過等
　　・報告時点で把握している範囲
　　・調査により変わることがあることが前提であり，その時点で不明な事項については不明と記載する。
　・連絡先
　・医療機関名／所在地／管理者の氏名
　・患者情報（性別／年齢等）
　・調査計画と今後の予定
　・その他管理者が必要と認めた情報

　発生報告の際には，調査開始前であることから，事実関係についても不明確な事情が多いのが通常で，後の調査によって異なった事実であったと判明することも少なくありません。
　また，「遅滞なく」報告をすべきことからも，発生報告の時点での報告事項の記載については，最小限のもので十分です。確実に確認できている事実をごく簡単に記載するようにしましょう。

3　医療機関からセンターへの報告期限

本通知

○個別の事案や事情等により，医療事故の判断に要する時間が異なることから具体的な期限は設けず，「遅滞なく」報告とする。
※なお，「遅滞なく」とは，正当な理由無く漫然と遅延することは認められないという趣旨であり，当該事例ごとにできる限りすみやかに報告することが求められるもの。

　患者が死亡した場合に報告対象であるかどうかを判断するには，「予期しなかった死亡」要件，「医療に起因する死亡」要件の双方に該当するかどうかの調査と判断が必要です。
　そして，医療機関の性質によっても，判断に要する期間は異なってきます。このため，改正医療法，規則，本通知のいずれでも報告期限は特に設けられませんでした。
　改正医療法第6条の10第1項において「遅滞なく」とされていることから，1カ月以内を目安に判断してください。なお，調査・判断により，報告対象にあたると判断がついた場合には，判断がついた時点でセンターに発生報告を行ってください。

4 医療機関から遺族への発生報告時説明

1 遺族の範囲

医療法施行規則
第1条の10の3
1　法第6条の10第2項に規定する厚生労働省令で定める者は，当該医療事故に係る死産した胎児の祖父母とする。

本通知
○「遺族」の範囲について
　同様に遺族の範囲を法令で定めないこととしている他法令（死体解剖保存法など）の例にならうこととする。
○「死産した胎児」の遺族については，当該医療事故により死産した胎児の父母，祖父母とする。
○遺族側で遺族の代表者を定めてもらい，遺族への説明等の手続はその代表者に対して行う。

　重要なポイントは，本通知において，遺族の代表者を定めることとなり，遺族への説明などの手続きは代表者に対して行えばよいとなったことです。窓口を定めるよう遺族に要請し，遺族が決めた，窓口となる代表者（通常はいわゆるキーパーソンでしょうか）に対して説明などを行いましょう。
　死産についての遺族の範囲は，胎児の父母および祖父母となっています。
　死亡についての遺族の範囲については，明示はされませんでしたが，基本的に，死産の場合と同様に，死産以外の死亡についても，遺族とは法定相続人（配偶者と子のケースが多く，親，兄弟姉妹の場合もあります）に限定されるべきでしょう。事故調査の結果，患者自身が告知していなくても，調査の結果，亡くなった患者の生前のプライバシーなどが文書化されることもあり，範囲は限定的に考えるべきです。それ以外の方が，報告を受けることを期待するような事情がある場合は，法定相続人から情報を入手し得ることが容易でしょうし，万一そうでないなら，遺族とそのような方との間の紛争に医療機関が巻き込まれることになりかねません。

2 遺族への説明事項

医療法施行規則
第1条の10の3
2　法第6条の10第2項に規定する厚生労働省令で定める事項は，次のとおりとする。
一　医療事故が発生した日時，場所及びその状況
二　医療事故調査の実施計画の概要
三　医療事故調査に関する制度の概要
四　医療事故調査の実施に当たり解剖又は死亡時画像診断（磁気共鳴画像診断装置その他の画像による診断を行うための装置を用いて，死体の内部を撮影して死亡の原因を診断することをいう。次条第五号においても同じ。）を行う必要がある場合には，その同意の取得に関す

> る事項
>
> **本通知**
>
> 遺族への説明事項について
> ○遺族へは,「センターへの報告事項」の内容を遺族にわかりやすく説明する。
> ○遺族へは, 以下の事項を説明する。
> ・医療事故の日時, 場所, 状況
>   ・日時／場所／診療科
>   ・医療事故の状況
>   ・疾患名／臨床経過等
>   ・報告時点で把握している範囲
>   ・調査により変わることがあることが前提であり, その時点で不明な事項については不明と説明する。
> ・制度の概要
> ・院内事故調査の実施計画
> ・解剖又は死亡時画像診断（Ai）が必要な場合の解剖又は死亡時画像診断（Ai）の具体的実施内容などの同意取得のための事項
> ・血液等の検体保存が必要な場合の説明

1) 遺族への事前説明

事前説明の内容は, センターへの報告事項を説明しますが, 特に発生報告の時点では事実関係も不明もしくは不確実な部分が多いことから, 不明もしくは不詳の部分についてはそのように説明するべきです。

解剖の承諾については, 当該管理者が解剖を必要と判断したときは, 病理解剖の担当機関, 場所, 遺族が負担すべき費用の額を示して, 遺族の承諾を得るよう努めます。ただし, 遺族の一部が異議を述べたときは, 病理解剖を実施してはなりません。

2) 説明項目

以下の4項目が説明項目です。
①死亡等の日時, 場所およびその状況
②院内調査の実施計画の概要
③医療事故調査に関する制度の概要
④院内調査にあたり解剖・Ai（死亡時画像診断）の同意に関する説明

3) 匿名化・非識別化

院内調査のセンターおよび遺族への報告の際に匿名化のみならず非識別化が求められていること（規則第1条の10の4第2項柱書, 第3項）から, 事前説明においても, 当然匿名化・非識別化が必要です。

管理者は, 現場医療者など関係者について「匿名化」しなければなりません。ここでいう「匿名化」とは, 非特定化だけでは足りず, 非識別化したもの（「他の情報」との照合によっても医療従事者が識別できないようにする必要があります）でなければなりません。

たとえば, 遺族が医療従事者と直接接触しており, 報告書から容易に誰のことかがわかるような場合は, 省令に記載した非識別化ができていないことになります。

5 院内調査の方法

改正医療法

第6条の11

　病院等の管理者は，医療事故が発生した場合には，厚生労働省令で定めるところにより，速やかにその原因を明らかにするために必要な調査（以下この章において「医療事故調査」という。）を行わなければならない。

医療法施行規則

第1条の10の4

1　病院等の管理者は，法第6条の11第1項の規定により医療事故調査を行うに当たつては，次に掲げる事項について，当該医療事故調査を適切に行うために必要な範囲内で選択し，それらの事項に関し，当該医療事故の原因を明らかにするために，情報の収集及び整理を行うものとする。
　一　診療録その他の診療に関する記録の確認
　二　当該医療事故に係る医療を提供した医療従事者からの事情の聴取
　三　前号に規定する者以外の関係者からの事情の聴取
　四　当該医療事故に係る死亡した者又は死産した胎児の解剖
　五　当該医療事故に係る死亡した者又は死産した胎児の死亡時画像診断
　六　当該医療事故に係る医療の提供に使用された医薬品，医療機器，設備その他の物の確認
　七　当該医療事故に係る死亡した者又は死産した胎児に関する血液又は尿その他の物についての検査

2　病院等の管理者は，法第6条の11第4項の規定による報告を行うに当たつては，次に掲げる事項を記載し，当該医療事故に係る医療従事者等の識別（他の情報との照合による識別を含む。次項において同じ。）ができないように加工した報告書を提出しなければならない。
　一　当該医療事故が発生した日時，場所及び診療科名
　二　病院等の名称，所在地，管理者の氏名及び連絡先
　三　当該医療事故に係る医療を受けた者に関する性別，年齢その他の情報
　四　医療事故調査の項目，手法及び結果

本通知

医療事故調査の方法等
○本制度の目的は医療安全の確保であり，個人の責任を追及するためのものではないこと。
○調査の対象者については当該医療従事者を除外しないこと。
○調査項目については，以下の中から必要な範囲内で選択し，それらの事項に関し，情報の収集，整理を行うものとする。
※調査の過程において可能な限り匿名性の確保に配慮すること。
　・診療録その他の診療に関する記録の確認
　例）カルテ，画像，検査結果等
　・当該医療従事者のヒアリング
　※ヒアリング結果は内部資料として取り扱い，開示しないこと（法的強制力がある場合を除く。）とし，その旨をヒアリング対象者に伝える。

> ・その他の関係者からのヒアリング
> ※遺族からのヒアリングが必要な場合があることも考慮する。
> ・医薬品，医療機器，設備等の確認
> ・解剖又は死亡時画像診断（Ai）については解剖又は死亡時画像診断（Ai）の実施前にどの程度死亡の原因を医学的に判断できているか，遺族の同意の有無，解剖又は死亡時画像診断（Ai）の実施により得られると見込まれる情報の重要性などを考慮して実施の有無を判断する。
> ・血液，尿等の検体の分析・保存の必要性を考慮
> ○医療事故調査は医療事故の原因を明らかにするために行うものであること。
> ※原因も結果も明確な，誤薬等の単純な事例であっても，調査項目を省略せずに丁寧な調査を行うことが重要であること。
> ○調査の結果，必ずしも原因が明らかになるとは限らないことに留意すること。
> ○再発防止は可能な限り調査の中で検討することが望ましいが，必ずしも再発防止策が得られるとは限らないことに留意すること。

　改正医療法第6条の11第1項は，『病院等の管理者は，医療事故が発生した場合には，厚生労働省令で定めるところにより，速やかにその原因を明らかにするために必要な調査（以下この章において「医療事故調査」という。）を行わなければならない。』としており，「医療事故」につき「原因を明らかにする」ための調査を行う義務を課していますが，必要な調査とはいかなるものでしょうか。

　『1．当ガイドラインが示す本制度の原則』で述べたように，本制度は医療安全の確保が目的で，医療機関ごとの性格に合わせ自律的な調査を行うべきです。

　院内調査の方法についてのポイントは，①医療安全確保の視点から行い，過誤の有無に着目したものであってはならないこと，②管理者が施設の実情とケースに応じて調査項目や調査主体を決めること，③調査項目・調査主体はさまざまなバリエーションがあり，画一化すべきでないことです。

　なお，報告書の要否や報告書・調査資料の扱いを含め，非懲罰性と秘匿性については重要な問題であるため別項で扱います。

　当ガイドラインでは，以下のように提言します。

1　調査の目的は医療安全の確保であること

　原則③（1頁）で示しましたが，本制度は医療安全の確保が目的で，紛争解決・責任追及は目的ではありません。条文上も，調査は「原因を明らかにする」ために行うとしていますので，医療安全の確保のために調査を行うことに注意する必要があります。

　繰り返しになりますが，ヒューマンエラーによる事故に対しては，処罰をもって対応しても効果はなく，幅広く医療事故・ニアミス事例の情報を収集し，原因分析を行い，医療安全委員会で実行可能かつ実効性のある再発防止策をとることが重要で，しかも，医療安全目的で収集した情報が，責任追及に用いられないよう担保することが必須です。

　しかし，上記のような考え方は，国民や行政機関に十分理解されているというにはほど遠い状況で，原因分析と再発防止といった調査の結果が，院内や院外からの責任追及に利用されるリスクが高いことに注意が必要です。残念ながら，これまでにも院内での調査結果が医療従事者の責任追及に使われた事例は枚挙にいとまがありません。

　事故調査がこのような結果をもたらすのであれば，熱心に原因分析と再発防止を行う誠実な医療従事者が選択的に処罰されるという，きわめて理不尽な事態に至ることを意味し，本制度は全く機能し

ないものとなるでしょう。

　以上から，本制度での調査は医療安全の確保を目的とすることに常に留意する必要があります。そして，過誤や過失の有無に着目したものであってはなりません。過誤や過失の有無に言及するのは，紛争解決・責任追及のための調査です。

2　施設ごとに事案に応じて行うべきこと

　原則⑤（3頁）で示したように各医療現場に即して，現場に密着した形で院内調査を行うべきですが，医療機関の規模によって，職員の数や専門職の種類には大きな差があり，調査にかけられる人員の数や時間も大きく異なります。また，事案によって必要な調査の項目や，調査をどの程度詳細に行うかという程度が異なります。

　そして，原則⑥（5頁）で示しましたが，本制度により医療現場の負担を増やし，医療崩壊を加速することがあってはなりません。

　以上から，管理者は，施設ごとの事情を考慮し，かつ，事案の内容に応じて必要な調査項目と，調査主体，調査の詳細さを決定すべきです。実際に本制度では，「調査を適切に行うために必要な範囲内で選択」することとされています（規則第1条の10の4第1項柱書）。

3　院内での通常の医療安全対策は別途これまでどおり行う

　原則⑥の2（5頁以降）で述べたように，医療安全のための院内での既存制度として，一部の医療機関では医療事故情報収集等事業に参加することが義務付けられ，また多くの医療機関において，医療安全確保のため，医療にかかわる安全管理のための委員会（いわゆる院内医療安全委員会）の開催，医療機関内における事故報告などの医療にかかわる安全の確保を目的とした改善のための方策を講ずることが求められています（医療法施行規則第1条の11第1項第2号，4号）。

　院内での通常の医療安全対策は，既存のこの制度に基づく常設の院内医療安全委員会において再発防止策を検討し，必要に応じて医療事故情報収集等事業を活用します（図2参照）。

　本制度に基づく調査は，アドホックの院内医療事故調査委員会において行いますが，ここで得られた結果についても，再発防止策の検討については，常設の院内医療安全委員会での検討を行います（図2参照）。

4　院内調査についての提言

　前記のように，院内調査の方法については，各施設ごとに，事案ごとに決定すべきですが，目安として以下のような調査方法を提示します。

1）調査項目

(1) 臨床経過

　客観的な事実関係を以下の方法を含めて確認します。

- カルテ，画像，検査結果などを確認します。記録については，誤記・脱漏がないか否かをチェックし，誤記・脱漏があった場合は，訂正・補正などの追加記載をし，記載した担当者，日付を必ず記入します。
- 当該事故の関係者のヒアリングは必ず行います。その際には関係者の責任追及の結果をもたらさ

図2　再発防止策の検討・対策の流れ

・再発防止策は，上部機関である常設の院内医療安全委員会で検討。実行可能なものから，順次改善を行う。
・広く周知すべき再発防止策については，匿名化したうえで，他のヒヤリハット事例とともに医療機能評価機構などに報告するシステムが望ましい。

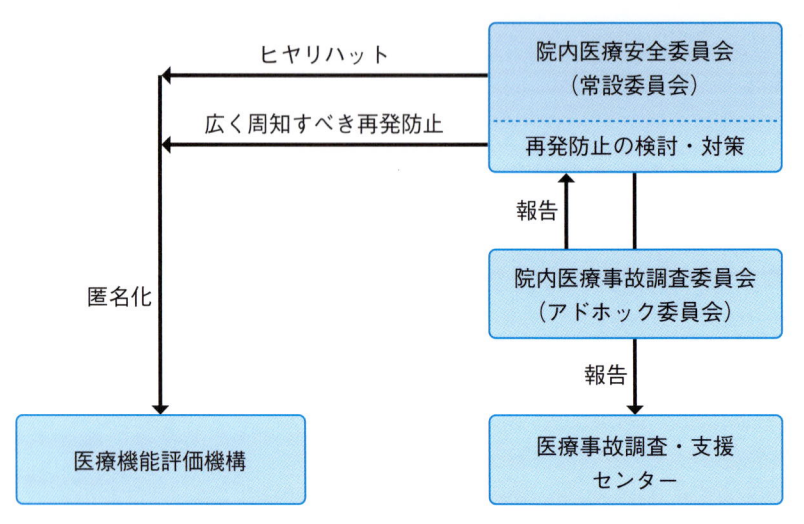

＊院内医療事故調査委員会から院内医療安全委員会への報告は医療法施行規則・厚労省医政局長通知に基づくものです（5頁参照）

ないよう，秘密保持に特に留意します。本通知においても，ヒアリング結果については特に「ヒアリング結果は内部資料として取り扱い，開示しないこと。（法的強制力がある場合を除く。）」とし，その旨をヒアリング対象者に伝える」とされています。

・解剖・Ai（死亡時画像診断）については，解剖前にどの程度死亡の原因を医学的に判断できているか，遺族の同意の有無，解剖・Ai実施により得られると見込まれる情報の重要性などを考慮して実施の有無を判断します。

(2) 原因分析

死亡に至った理由を分析します。医療安全確保のための分析であるため，可能性のある複数の原因を列挙することが重要で，特定の理由に絞り込む必要や，理由のなかでの可能性の多寡を記載する必要まではありません。

[再発防止策]

当該医療機関の人的物的資源の条件を踏まえて，当該事案から実行可能かつ実効性のある再発防止策を立てることは容易ではありません（本通知においても，「必ずしも再発防止策が得られるとは限らないことに留意すること」と述べられています）。この点については，前述のように，院内医療安全委員会などで検討しますが，無理に再発防止策を立ててはいけません。

2) 調査期間

まず，医療事故の発生を知った場合，医療事故が予期しなかったものかどうか現場の意見を踏まえて検討し，必要があれば1カ月をめどにセンターに報告します（「発生報告」といいます）。

また，報告後の調査については，あまり期間が経過すると当事者の記憶が薄れるなど，調査自体が困難になりますので，3カ月程度以内に調査を終えて報告する（「調査結果報告」といいます）ことを目安とします。なお，遺族との間で紛争が生じた場合などは，管理者の判断で調査を中断することができるものとします。

ただし解剖が必要な事例では，解剖結果が調査の前提となりますので，解剖結果が出るまでの期間は上記の調査期間からは除くべきでしょう。

3) 調査主体

各医療機関ごとに，事案の内容に応じて調査を行うメンバーを選びます。医療事故にかかわった当事者を調査主体から除外する必要はありません。医療安全目的でのレベルの高い調査を行うためには，非懲罰性と秘匿性の確保こそが重要であることはWHOドラフトガイドラインが推奨するところで，医療安全の分野の確立した考え方です。

本制度は医療安全目的で行うもので，紛争解決・責任追及を目的とするものではありませんし，医療現場に即した調査が必要です。さもなければ，医師が１名の診療所では院内調査を実施することが不可能になってしまい，まかり間違えば調査の名のもとに外部者による責任追及が推し進められることになりかねません。

4) 調査進捗報告

院内調査を中心となって行っている者は，当該管理者に必要に応じて調査の進捗・管理報告を行うものとします。上記の期間（３カ月）の目安のうちに調査が終了しない可能性が生じた場合や，解剖結果報告書作成に多くの時間を要している場合には，管理者は，すでに報告をしたセンターもしくは支援団体，および遺族に対して，調査終了が遅延する旨を報告するよう努めます。

5) 医療従事者の人権保護

院内調査により，医療従事者の法的責任や説明責任に及ぶおそれが予想される場合は，管理者はあらかじめ当該医療従事者に対してその権利（憲法38条１項－何人も，自己に不利益な供述を強要されない）を告げなければなりません。

6 院内調査結果のセンターおよび遺族への報告（非懲罰性・非識別性）

改正医療法
第6条の11
　4　病院等の管理者は，医療事故調査を終了したときは，厚生労働省令で定めるところにより，遅滞なく，その結果を第6条の15第1項の医療事故調査・支援センターに報告しなければならない。

医療法施行規則
第1条の10の4
　2　病院等の管理者は，法第6条の11第4項の規定による報告を行うに当たつては，次に掲げる事項を記載し，<u>当該医療事故に係る医療従事者等の識別（他の情報との照合による識別を含む。次項において同じ。）ができないように加工した報告書を提出しなければならない。</u>
　　一　当該医療事故が発生した日時，場所及び診療科名
　　二　病院等の名称，所在地，管理者の氏名及び連絡先
　　三　当該医療事故に係る医療を受けた者に関する性別，年齢その他の情報
　　四　医療事故調査の項目，手法及び結果
　3　法第6条の11第5項の厚生労働省令で定める事項は，前項各号に掲げる事項（当該医療事故に係る医療従事者等の識別ができないようにしたものに限る。）とする。

本通知
センターへの報告方法について
○医療事故調査・支援センターへの報告は，次のいずれかの方法によって行うものとする。
　・書面又はWeb上のシステム
センターへの報告事項・報告方法について
○<u>本制度の目的は医療安全の確保であり，個人の責任を追及するためのものではないことを，報告書冒頭に記載する。</u>
○報告書はセンターへの提出及び遺族への説明を目的としたものであることを記載することは差し支えないが，それ以外の用途に用いる可能性については，あらかじめ当該医療従事者へ教示することが適当である。
○センターへは以下の事項を報告する。
　・日時／場所／診療科
　・医療機関名／所在地／連絡先
　・医療機関の管理者の氏名
　・患者情報（性別／年齢等）
　・医療事故調査の項目，手法及び結果
　　・調査の概要（調査項目，調査の手法）
　　・臨床経過（客観的事実の経過）
　　・原因を明らかにするための調査の結果
　　※必ずしも原因が明らかになるとは限らないことに留意すること。
　・調査において再発防止策の検討を行った場合，管理者が講ずる再発防止策については記載する。

6. 院内調査結果のセンターおよび遺族への報告（非懲罰性・非識別性）

> ・当該医療従事者や遺族が報告書の内容について意見がある場合等は，その旨を記載すること。
> ○医療上の有害事象に関する他の報告制度についても留意すること。（別紙）①医薬品・医療機器等安全性情報報告制度，②予防接種法に基づく副反応報告制度，③医療事故情報収集等事業，④薬局ヒヤリ・ハット事例収集・分析事業，⑤消費者安全調査委員会への申出
> ○当該医療従事者等の関係者について匿名化する。
> ○医療機関が報告する医療事故調査の結果に院内調査の内部資料は含まない。

　改正医療法第6条の11第4項では，『病院等の管理者は，医療事故調査を終了したときは，厚生労働省令で定めるところにより，遅滞なく，その結果を医療事故調査・支援センターに報告しなければならない』とし，『病院等の管理者は，前項の規定による報告をするに当たつては，あらかじめ，遺族に対し，厚生労働省令で定める事項を説明しなければならない。』として調査結果についての説明を求めています。

　各医療機関は，院内調査を行った場合にどのように調査結果報告書を作成し，どのように取り扱うべきでしょうか。調査結果報告書についてのポイントは，①記載する内容は第一に客観的事実を記載すべきこと，②調査結果報告書は匿名化・非識別化しなければならないこと[*1]，③内部資料は区別し，秘匿性を保持すべきことです。

　また，遺族に対する説明については，口頭または書面もしくはその双方の適切な方法で行うこととなりました。遺族への説明に際しても，非識別化を含む匿名化が義務です[*2]。

1 センターへの調査結果報告が中心とされていること

　本制度は医療安全の確保を目的とするものですので，院内での検討を行い，センターに情報を集めることで医療安全確保の目的は達成され，遺族に対する説明は医療の一環としてされるものです（原則①）。

　センターには客観的な事実の結果を報告します。センターにおいては，既存の制度と連携しつつ，多数の類似事例に対してヒューマンエラーの専門家を交えた分析を行い，再発防止策を検討すべきです。

2 センターへの調査結果報告書

1）医療安全目的の内容とすべきこと

　調査結果報告書は，医療安全の目的で作成されるものですが，患者・社会からは，その内容が紛争解決・責任追及について述べるものだとの誤解を受けるおそれが強く，過去の事例においても医療安全目的の調査結果報告書が責任追及を誘発することが再三ありました。

　このため，調査報告書には，冒頭で，責任追及の視点では使用するものではなく，医療安全の視点

[*1]：平成27年5月8日医政発0508第1号厚生労働省医政局長通知11頁の「省令」の項では，「匿名化する」との記載のみですが，実際の省令（医療法施行規則）では非識別化が義務となっています。

[*2]：平成27年5月8日医政発0508第1号厚生労働省医政局長通知12頁の「省令」の項では，「匿名化する」との記載のみですが，実際の省令（医療法施行規則）では非識別化が義務となっています。

から事後的な視点や，当時の医療機関のレベルを前提としたものとも限らない理想論的な記載が含まれることも注記しておくべきです。

報告書はあくまでも，もっぱら医療安全の確保の観点から医療安全に必要な事項に絞って，専門的・医学的にできる限り正確に記載しなければなりません。たとえば，法的な過失の有無の認定は医療安全に必要な事項ではありません。また，医学的機序についても，遺族から断定することを求められたとしても，可能性の領域にとどまるものはあくまでも可能性のレベルであると記載しておかなければなりません。

なお，報告事項については，不明な点は不明のまま，調査の結果わかった範囲で報告すべきで，センターは医療機関の報告を受領します（センターが求めた事項を報告する仕組みではないことに注意が必要です）。

2) 具体的な記載内容

まず，冒頭に「本制度の目的は医療安全の確保であり，個人の責任を追及するためのものではないこと」を記載します（本通知）。

また，通知の要請事項として，26頁本通知の「○センターへは以下の事項を報告する」の各項目を記載します。

原則として診療経過の客観的な事実調査の結果を第一に記載します。原因分析について記載する場合は，断定をせず，可能性のある原因を複数記載することとします。再発防止策については，その策定は容易でないこと，責任追及を誘発する事例もあったことなどを考慮して慎重に検討すべきです。本来は，常設の院内医療安全委員会で多くの事例をもとに横断的に検討すべき事項であり，医療事故調査報告書には記載しません（なお，実際に管理者が講じる再発防止策については記載することとなっていますが，医療従事者の個人責任追及などの結果をもたらすことがないよう，慎重な考慮が必要ですし，当然，匿名化・非識別化の確保が必要です）。

また，調査結果報告書の内容については，事故に関与した医療従事者に対し，事前に告知してその確認を求め，その意見を調査結果報告書に記載しなければなりません。なお，センターもしくは遺族への事前確認は不要です。

3 調査報告書での非識別性の確保

1) 匿名化・非識別化

医療安全確保の目的での情報収集には，個別の医療機関や患者の個別情報は不要です。このため，センターに調査結果報告書を提出し，もしくは情報提供を行う場合には，匿名化のみならず「非識別化」（規則第1条の10の4第2項柱書）という非常に厳格な秘匿化処理をしたうえで情報提供を行うものとします。

すなわち，院内の医療事故調査結果報告書の記載情報は，医療従事者に関しては特定（ある情報が誰の情報であるかがわかること）のものであってはならないことはもちろん，識別（ある情報が誰か一人の情報であることがわかること，つまり，ある情報が誰の情報であるかがわかるかは別にして，ある人の情報と別の人の情報を区別できること）可能なものであってもなりません。

なお，非識別化をするためには，他の情報との照合によっても識別できないものでなければなりません。「他の情報」とは，センターが入手し得るすべての情報（たとえば，医療機関ホームページや，診療録などの診療に関する記録その他のセンターに提出することがあり得る資料，遺族からセンター

が聴取し得る説明や提出を受け得る資料）を含みます。

このような厳格な秘匿化の条文が置かれたのは，本制度がWHOドラフトガイドラインの求める趣旨を高いレベルで実現しようとしているものということができます。

医療安全確保のための報告書が，刑事捜査の資料，民事訴訟の証拠，社会への公表資料として用いられることは，できる限り避けなければなりません。しかし，これらのいずれかの用途に用いられてしまう可能性がある場合は，管理者はあらかじめ当該医療従事者へ教示する必要があります。

2) 第三者への非開示

本制度は医療安全の確保が目的ですので，第三者に対して個別事例についての公表（ホームページへの掲載，記者会見など）は必要ありません。

調査結果報告書は，裁判所・検察庁・警察署・厚生労働省・地方自治体などの行政機関その他一切の公的機関，その他のいかなる者に対しても開示できないものとします。なお，それ以外の資料はもちろん，調査結果報告書も，民事訴訟・行政事件訴訟・刑事訴訟・行政処分の証拠とすることができないし，これを公表することもできないものとします。これらの秘匿性については，各病院が院内規則で定めを設けて掲示すべきと考えます。関係者には，厳密な守秘義務を課すべきです。

3) 強く保護すべき資料

医療安全目的での分析には，率直な意見交換と，個人の責任追及がされないことをシステムとして担保することが必須です。このため，調査結果報告書には結論部分を記載し，院内での意見交換の内容など，検討の前提となる内部資料については，強い保護が必要で，一切外部に開示すべきではありません。このような資料を開示すれば，率直な意見交換や十分な情報収集ができなくなり，医療安全確保の目的が全く達成できなくなるからです。過去の裁判例でも，これらの資料は秘匿性が保護されています。

具体的には，医療従事者からの聞き取り記録，委員会などの議事録，内部検討のための意見書などを開示してはなりません。これらの資料が内部資料であることは，院内規定でも明確に規定しておきましょう。

文書提出命令に関する裁判例

①事情聴取部分（さいたま地裁平成15年3月25日決定，東京高裁平成15年7月15日決定）：当事者からの事情聴取を記載した部分につき文書提出義務を否定しました。

②第三者の意見書（東京高裁平成23年5月17日決定）：組織内での検討のために依頼した院外の医師の意見書につき，文書提出義務を否定しました。

＊国公立病院と私立病院の提出義務についての扱いは実質的に同様です。

---

4 遺族に対する調査後の説明

改正医療法

第6条の11
5　病院等の管理者は，前項の規定による報告をするに当たつては，あらかじめ，遺族に対し，厚生労働省令で定める事項を説明しなければならない。ただし，遺族がないとき，又は遺族の所在が不明であるときは，この限りでない。

> **医療法施行規則**
> 第1条の10の4
> 　2　病院等の管理者は，法第6条の11第4項の規定による報告を行うに当たつては，次に掲げる事項を記載し，当該医療事故に係る医療従事者等の識別（他の情報との照合による識別を含む。次項において同じ。）ができないように加工した報告書を提出しなければならない。
> 　2　病院等の管理者は，法第6条の11第4項の規定による報告を行うに当たつては，次に掲げる事項を記載し，当該医療事故に係る医療従事者等の識別（他の情報との照合による識別を含む。次項において同じ。）ができないように加工した報告書を提出しなければならない。
> 　　一　当該医療事故が発生した日時，場所及び診療科名
> 　　二　病院等の名称，所在地，管理者の氏名及び連絡先
> 　　三　当該医療事故に係る医療を受けた者に関する性別，年齢その他の情報
> 　　四　医療事故調査の項目，手法及び結果
> 　3　法第6条の11第5項の厚生労働省令で定める事項は，前項各号に掲げる事項（当該医療事故に係る医療従事者等の識別ができないようにしたものに限る。）とする。
>
> **本通知**
> 遺族への説明方法について
> ○遺族への説明については，口頭（説明内容をカルテに記載）又は書面（報告書又は説明用の資料）若しくはその双方の適切な方法により行う。
> ○調査の目的・結果について，遺族が希望する方法で説明するよう努めなければならない。
> 　遺族への説明事項について
> ○左記の内容を示す。
> ○現場医療者など関係者について匿名化する

1) 説明内容

　当該病院などの管理者は，遺族（その代表者）に対して，診療経過の客観的な事実など，センターへの報告内容を説明します。

2) 説明方法

　当該病院などの管理者は，諸事情に鑑みて適切と考える方法で，口頭または書面にて説明します。
　遺族への説明については，遺族の関心事・疑問点・思いなどとずれが生じていることも多く，遺族の医学的知識が医療従事者とは大きく乖離していることも多いので，報告書そのものの交付が必ずしも適切でない場合が多くあります。「遺族が希望する方法」が本当は何なのかは，遺族が説明を欲している意見・質問・疑問などの関心事・疑問点・思いといった内容に対応させて，できるだけ客観的に，管理者は真に適切な方法を判断するべく努めなければなりません。
　また，院内での調査委員の間に見解の対立があったり，断定できずに可能性の領域にとどまるものが多くて遺族に誤解を与えかねなかったり，当該医療従事者が異論を述べていたりする場合など，そのまま「報告書」を交付することが適切でないことも多くあります。あくまでも努力義務となっているのはこのような理由などもあるので，果たして本当に「報告書」の交付が適切であるかどうかは，管理者は慎重に判断しなければなりません。
　たとえば，法的な過失の有無に対する見解を求められていても報告書に記載して交付してはなりません。また，医学的機序について，たとえば誤薬のゆえの死亡であったことの断定を求められても，それが可能性の領域にとどまるものならば，遺族の要求に迎合するような断定の記述をしてはなりません。

6. 院内調査結果のセンターおよび遺族への報告（非懲罰性・非識別性）

　これらのようにずれや乖離が生じそうな場合は，WHO ガイドラインでいうところの「学習目的の」報告書そのものの交付は適切ではありません。

　そこで，管理者は，諸般の状況から判断して，口頭での説明または説明用の資料を活用します。口頭（説明内容をカルテに記載）または書面（報告書または説明用の資料）もしくはその双方のいかなる方法が適切かは，管理者がその裁量によって総合的に判断します。

3) 遺族へ渡す書類（記載様式など）

(1) 口頭にて説明の場合

　口頭で説明した内容をカルテに記載し，遺族の申請があればそのカルテを開示します。

(2) 書面にて説明の場合

　書面は，院内調査結果報告書自体であるか，院内調査結果報告書の趣旨を踏まえて病院などの管理者が新たに作成した文書であるか，を問いません。

7 院内事故調査の支援体制について（支援団体と支援内容）

改正医療法

第6条の11

2　病院等の管理者は，医学医術に関する学術団体その他の厚生労働大臣が定める団体（法人でない団体にあつては，代表者又は管理人の定めのあるものに限る。次項及び第6条の22において「医療事故調査等支援団体」という。）に対し，医療事故調査を行うために必要な支援を求めるものとする。

3　医療事故調査等支援団体は，前項の規定により支援を求められたときは，医療事故調査に必要な支援を行うものとする。

第6条の16

医療事故調査・支援センターは，次に掲げる業務を行うものとする。

五　医療事故調査の実施に関する相談に応じ，必要な情報の提供及び支援を行うこと。

告示

支援団体について
○支援団体は別途告示で定める。

○**厚生労働省告示第三百四十三号**
医療法第六条の十一第二項の規定に基づき厚生労働大臣が定める団体
医療法第六条の十一第二項の厚生労働大臣が定める団体は，公益社団法人日本医師会及び都道府県の区域を単位として設立された一般社団法人たる医師会，公益社団法人日本歯科医師会及び都道府県の区域を単位として設立された一般社団法人たる歯科医師会，公益社団法人日本薬剤師会及び都道府県の区域を単位として設立された一般社団法人たる薬剤師会，一般社団法人日本病院薬剤師会，公益社団法人日本看護協会及び都道府県の区域を単位として設立された公益社団法人たる看護協会，公益社団法人日本助産師会及び都道府県の区域を単位として設立された一般社団法人たる助産師会，公益社団法人日本診療放射線技師会，一般社団法人日本臨床衛生検査技師会，公益社団法人日本臨床工学技士会，一般社団法人日本病院会及びその会員が代表者である病院，公益社団法人全日本病院協会及びその会員が代表者である病院，一般社団法人日本医療法人協会，公益社団法人日本精神科病院協会，公益社団法人全国自治体病院協議会及びその会員が代表者である病院，一般社団法人全国医学部長病院長会議及びその会員が代表者である大学の医学部又は病院，公益財団法人日本医療機能評価機構，独立行政法人国立病院機構，独立行政法人労働者健康福祉機構，独立行政法人地域医療機能推進機構，国立研究開発法人国立がん研究センター，国立研究開発法人国立循環器病研究センター，国立研究開発法人国立精神・神経医療研究センター，国立研究開発法人国立国際医療研究センター，国立研究開発法人国立成育医療研究センター，国立研究開発法人国立長寿医療研究センター，日本赤十字社，社会福祉法人恩賜財団済生会，全国厚生農業協同組合連合会の会員である厚生農業協同組合連合会，社会福祉法人北海道社会事業協会，国家公務員共済組合連合会，一般社団法人日本病理学会，特定非営利活動法人日本法医学会，一般社団法人日本血液学会，一般社団法人日本内分泌学会，一般社団法人日本内科学会，公益社団法人日本小児科学会，一般社団法人日本感染症学会，一般社団法人日本結核病学会，一般財団法人日本消化器病学会，一般社団法人日本循環器学会，公益社団法人日本精神神経学会，一般社団法人日本外科学会，公益社団法人日本整形外科学会，公益社団法人日本産科婦人科学会，公益

7. 院内事故調査の支援体制について（支援団体と支援内容）

財団法人日本眼科学会，一般社団法人日本耳鼻咽喉科学会，公益社団法人日本皮膚科学会，一般社団法人日本泌尿器科学会，特定非営利活動法人日本口腔科学会，公益社団法人日本医学放射線学会，日本ハンセン病学会，特定非営利活動法人日本気管食道科学会，一般社団法人日本アレルギー学会，公益社団法人日本化学療法学会，公益社団法人日本麻酔科学会，特定非営利活動法人日本胸部外科学会，一般社団法人日本脳神経外科学会，一般社団法人日本輸血・細胞治療学会，一般社団法人日本糖尿病学会，一般社団法人日本神経学会，一般社団法人日本老年医学会，公益社団法人日本リハビリテーション医学会，一般社団法人日本呼吸器学会，一般社団法人日本腎臓学会，一般社団法人日本リウマチ学会，一般社団法人日本生体医工学会，日本先天異常学会，一般社団法人日本肝臓学会，一般社団法人日本形成外科学会，日本熱帯医学会，特定非営利活動法人日本小児外科学会，一般社団法人日本脈管学会，一般社団法人日本人工臓器学会，一般社団法人日本消化器外科学会，一般社団法人日本臨床検査医学会，一般社団法人日本核医学会，一般社団法人日本救急医学会，一般社団法人日本心身医学会，一般社団法人日本消化器内視鏡学会，一般社団法人日本癌治療学会，一般社団法人日本移植学会，特定非営利活動法人日本心臓血管外科学会，一般社団法人日本リンパ網内系学会，一般社団法人日本大腸肛門病学会，一般社団法人日本超音波医学会，一般社団法人日本動脈硬化学会，特定非営利活動法人日本呼吸器外科学会，一般社団法人日本集中治療医学会，一般社団法人日本臨床薬理学会，特定非営利活動法人日本高血圧学会，公益社団法人日本臨床細胞学会，一般社団法人日本透析医学会，一般社団法人日本内視鏡外科学会，一般社団法人日本肥満学会，一般社団法人日本血栓止血学会，特定非営利活動法人日本血管外科学会，特定非営利活動法人日本レーザー医学会，公益社団法人日本臨床腫瘍学会，特定非営利活動法人日本呼吸器内視鏡学会，一般社団法人日本プライマリ・ケア連合学会，一般社団法人日本脊椎脊髄病学会，特定非営利活動法人日本緩和医療学会，公益社団法人日本放射線腫瘍学会，一般社団法人日本熱傷学会，特定非営利活動法人日本小児循環器学会，一般社団法人日本磁気共鳴医学会，特定非営利活動法人日本肺癌学会，一般社団法人日本胃癌学会，一般社団法人日本造血細胞移植学会，一般社団法人日本ペインクリニック学会，一般社団法人日本病態栄養学会，日本歯科医学会，一般社団法人日本医療薬学会，一般社団法人日本看護系学会協議会の社員である学会，一般社団法人医療の質・安全学会並びに一般社団法人医療安全全国共同行動とする。

本通知

支援団体について
○医療機関の判断により，必要な支援を支援団体に求めるものとする。
○支援団体となる団体の事務所等の既存の枠組みを活用した上で団体間で連携して，支援窓口や担当者を一元化することを目指す。
○その際，ある程度広域でも連携がとれるような体制構築を目指す。
○解剖・死亡時画像診断については専用の施設・医師の確保が必要であり，サポートが必要である。

　改正医療法6条の11第2項は，『病院等の管理者は，医学医術に関する学術団体その他の厚生労働大臣が定める団体（法人でない団体にあつては，代表者又は管理人の定めのあるものに限る。次項及び第6条の22において「医療事故調査等支援団体」という。）に対し，医療事故調査を行うために必要な支援を求めるものとする。』と定めていますが，どのような場合にどのような支援を求めることができるのでしょうか。

　『5．院内調査の方法』（21頁）で述べたように，本制度は医療安全の確保が目的で，医療機関ごとの性格に合わせ自律的な調査を行うべきで，調査内容も各医療機関に委ねられます。しかし，解剖やAiの実施，安全学の専門家など，各医療機関独自には確保が困難な場合がありますので，医療安全目的での調査に必要な専門家のサポート体制の確保を費用面も含めて行うことが必要です。

職能団体
日本医師会
都道府県医師会
日本歯科医師会
都道府県歯科医師会
日本看護協会
日本助産師会
日本薬剤師会

大学病院
日本私立医科大学協会
国立大学附属病院長会議
全国医学部長病院長会議

その他医療関係団体
……

病院団体
日本病院会
日本医療法人協会
全日本病院協会
日本精神科病院協会
……

医学に関する学会	
日本内科学会	日本肝臓学会
日本外科学会	日本循環器学会
日本病理学会	日本内分泌学会
日本法医学会	日本糖尿病学会
日本医学放射線学会	日本腎臓学会
日本眼科学会	日本呼吸器学会
日本救急医学会	日本血液学会
日本形成外科学会	日本神経学会
日本産科婦人科学会	日本感染症学会
日本耳鼻咽喉科学会	日本老年医学会
日本小児科学会	日本アレルギー学会
日本整形外科学会	日本リウマチ学会
日本精神神経学会	日本胸部外科学会
日本脳神経外科学会	日本呼吸器外科学会
日本泌尿器科学会	日本消化器外科学会
日本皮膚科学会	日本小児外科学会
日本麻酔科学会	日本心臓血管外科学会
日本リハビリテーション医学会	日本医療薬学会
日本臨床検査医学会	日本看護系学会協議会
日本歯科医学会	日本消化器内視鏡学会
日本消化器病学会	日本婦人科腫瘍学会
……	……

※その他，申し出に応じて順次追加する。
注）平成27年8月6日，告示で定められた（32頁）。

〈支援団体とセンターの役割分担（案）〉

支援の類型		センター	職能団体 病院団体	大学 病院等	関係 学会
医療事故の判断など制度全般に関する相談		○	○	○	○
調査に関する具体的支援	調査等に関する助言	○	○	○	○
	解剖に関する支援		○	○	○
技術的支援	死亡時画像診断に関する支援		○	○	○

図3　支援団体（案）[13]

　院内調査の支援についてのポイントは，①原則として医療事故の生じた医療機関で調査を完結できるよう努力をし，安易に外部の専門家に丸ごと依頼しないこと，②医療安全目的での調査のうち，各医療機関で確保が困難なもの（解剖およびAiの実施，安全学の専門家を要する場合など）については各医療機関からの要請に応じてサポートできる体制を確保する必要があることです。
　当ガイドラインでは，以下のように提言します。

1　院内での調査完結を原則とすべきこと

　原則⑤（3頁）より，医療安全目的での調査は院内調査が中心で，医療現場に密着し，医療機関ごとの特性に合わせて行うべきです。また，原則⑥（5頁）より，調査が医療現場に過剰な負担をかけないよう配慮しながら，事案に応じた調査をすることも必要です。このため，どのような調査が必要かの判断は各医療機関で行うべきです。
　また，調査の実施についても，できる限り当該病院などのスタッフで調査を完結できるよう努めます。自立性と自律性の原則に鑑み，安易に第三者の専門家に丸ごと依頼するようなことは避けなければなりません。

2 多様なサポート体制確保の必要があること

1) 解剖・Ai

　前記のように院内での調査完結が原則ですが，医療機関の規模もさまざまなものがあり，特に中小規模の医療機関においては，必要と判断した調査が独自には実施できないこともあり得ますので，このサポート体制の確保が必要です。特に解剖の実施については専用の施設と専門の医師の確保が必要ですので，大規模病院を中心に地域ごとにサポート体制を確保する必要があります。

　Aiについても，同様のサポート体制が必要です。

　解剖の実施は事案によっては調査のうえで非常に重要な役割を果たしますが，解剖の実施施設と専門の医師は限られていますし，解剖の実施には少なくない費用が発生します。必要な場合に必要な調査を行うためにも，制度として解剖実施施設の確保に努め，解剖などの費用を負担すべきです。各医療機関や，解剖実施施設が負担すべきものではありません。

2) ニーズに応じた多様な支援団体

　専門家の支援を求める場合，管理者は，自らの医療機関の性質に応じ，かつ当該事案に適した専門家を求めるよう努めなければなりません。

　そして，あくまで本制度は学習のための制度ですので，法の趣旨からして，第三者は医療機関と無関係な者である必要性は一切ありません。

　もし，外部委員を入れる場合も，地域性，専門性，規模など医療機関ごとの性質の多様性を考慮し，医療機関の自主性を尊重すべきですから，医療機関が，多様な支援団体から選択できるようにする必要があります（図3）。

　なお，本制度は責任追及のためのものではなく，過誤や過失についての判断は必要ないばかりか，紛争解決・責任追及を招き有害ですので，法律家の参加は必要ありません。

8 センター指定について

改正医療法

第6条の15

厚生労働大臣は，医療事故調査を行うこと及び医療事故が発生した病院等の管理者が行う医療事故調査への支援を行うことにより医療の安全の確保に資することを目的とする一般社団法人又は一般財団法人であつて，次条に規定する業務を適切かつ確実に行うことができると認められるものを，その申請により，医療事故調査・支援センターとして指定することができる。

2　厚生労働大臣は，前項の規定による指定をしたときは，当該医療事故調査・支援センターの名称，住所及び事務所の所在地を公示しなければならない。

3　医療事故調査・支援センターは，その名称，住所又は事務所の所在地を変更しようとするときは，あらかじめ，その旨を厚生労働大臣に届け出なければならない。

4　厚生労働大臣は，前項の規定による届出があつたときは，当該届出に係る事項を公示しなければならない。

第6条の27

この節に規定するもののほか，医療事故調査・支援センターに関し必要な事項は，厚生労働省令で定める。

医療法施行規則

第1条の13の2

1　法第6条の15第1項の規定により医療事故調査・支援センターの指定を受けようとする者は，次に掲げる事項を記載した申請書を厚生労働大臣に提出しなければならない。
　一　名称及び住所並びに代表者の氏名
　二　調査等業務を行おうとする主たる事務所の名称及び所在地
　三　調査等業務開始しようとする年月日

2　前項の申請書には，次に掲げる書類を添付しなければならない。
　一　定款又は寄附行為及び登記事項証明書
　二　申請者が次条各号の規定に該当しないことを説明した書類
　三　役員の氏名及び経歴を記載した書類
　四　調査等業務の実施に関する計画
　五　調査等業務以外の業務を行つている場合には，その業務の種類及び概要を記載した書類

第1条の13の3

次のいずれかに該当する者は，法第6条の15第1項の指定を受けることができない。
　一　法又は法に基づく命令に違反し，罰金以上の刑に処せられ，その執行を終わり，又は執行を受けることがなくなつた日から二年を経過しない者
　二　法第6条の26第1項の規定により法第6条の15第1項の指定を取り消され，その取消しの日から二年を経過しない者
　三　役員のうちに前二号のいずれかに該当する者がある者

第1条の13の4

厚生労働大臣は，法第6条の15第1項の指定の申請があつた場合においては，その申請が次の各号のいずれにも適合していると認めるときでなければ，同条の指定をしてはならない。
　一　営利を目的とするものでないこと。

8. センター指定について

二　調査等業務を行うことを当該法人の目的の一部としていること。
三　調査等業務を全国的に行う能力を有し，かつ，十分な活動実績を有すること。
四　調査等業務を全国的に，及び適確かつ円滑に実施するために必要な経理的基礎を有すること。
五　調査等業務の実施について利害関係を有しないこと。
六　調査等業務以外の業務を行つているときは，その業務を行うことによつて調査等業務の運営が不公正になるおそれがないこと。
七　役員の構成が調査等業務の公正な運営に支障を及ぼすおそれがないものであること。
八　調査等業務について専門的知識又は識見を有する委員により構成される委員会を有すること。
九　前号に規定する委員が調査等業務の実施について利害関係を有しないこと。
十　公平かつ適正な調査等業務を行うことができる手続を定めていること。

9 センター業務について

> **改正医療法**
> **第6条の16**
> 　医療事故調査・支援センターは，次に掲げる業務を行うものとする。
> 　一　第6条の11第4項の規定による報告により収集した情報の整理及び分析を行うこと。
> 　二　第6条の11第4項の規定による報告をした病院等の管理者に対し，前号の情報の整理及び分析の結果の報告を行うこと。
>
> **本通知**
> 報告された院内事故調査結果の整理・分析，医療機関への分析結果の報告について
> ○報告された事例の匿名化・一般化を行い，データベース化，類型化するなどして類似事例を集積し，共通点・類似点を調べ，傾向や優先順位を勘案する。
> ○個別事例についての報告ではなく，集積した情報に対する分析に基づき，一般化・普遍化した報告をすること。
> ○医療機関の体制・規模等に配慮した再発防止策の検討を行うこと。

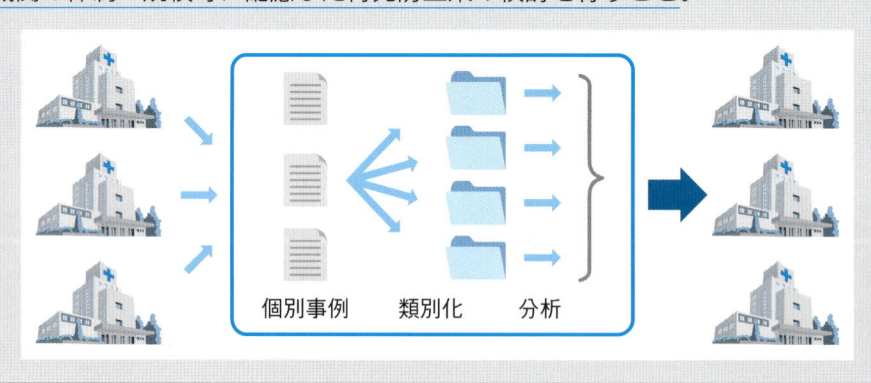

個別事例　類別化　分析

　改正医療法第6条の16はセンターの業務につき定めていますが，その業務内容はそれぞれどのようなものでしょうか。
　センター業務についてのポイントは，①院内調査が中心であって，センターはそのサポートをする立場で，院内調査に優越するものでは決してなく，かつ制度開始による医療機関の負担の重さを考慮すると，センターではなく各医療機関に人的物的資源を配分すべきこと，②本制度の適用となるのは各医療機関の管理者がセンターに発生報告をした場合に限ること，③各医療機関の性質ごとの違いを踏まえ，集積した情報に基づき，個別的ではなく，実行可能かつ実効性ある再発防止策の提案に努めるべきことです。

1　センターの位置づけ

　繰り返し述べているところですが，本制度は院内調査を中心とするもので，センター調査は決して院内調査に優越するものではありません。そして，センター調査もあくまで本制度の目的である医療安全の確保を目的とし，院内調査結果に不服であった場合の紛争解決を目的としているものではない

ことに注意が必要です。

　また，各医療機関の人的物的資源は限られ，本制度の開始により各医療機関の負担は相当重いものになり得ること，センターは既存制度の機能と重複することを考慮すると，人的物的資源は，センターではなく，できるだけ各医療機関に重点的に配分すべきで，センターの業務は限定したものにすべきです。

2 院内調査結果報告の整理および分析とその結果の医療機関への報告

　改正医療法第6条の16第1号は，『収集した情報の整理及び分析』をすることとし，同2号で『前号の情報の整理及び分析の結果の報告を行うこと』としています。

1) 整理・分析

　報告された事例の匿名化・一般化を行い，データベース化，類型化するなどして類似事例を集積し，共通点・類似点を調べ，傾向性と優先度を図ります。

　当該病院などの実情に応じた自主性・自律性を尊重し，院内調査結果報告書の充足度については，形式的整理と文面の検証にとどめます。院内調査内容介入にあたる相談・確認は控えなければなりません。

2) 整理・分析結果の報告

　ここでの医療機関への報告は，「収集した情報の整理及び分析の結果」を伝えるものであることに注意が必要です。すなわち，個別事例についての報告ではなく，集積した情報に対する分析に基づき，一般化・普遍化した報告をします。

　集積されていて優先度の高い類型の事故につき，実行可能かつ実効性のある普遍的な再発防止策を立てることができた場合，当該病院等その他の医療機関に提案します。

　ただし，医療機関の規模や性質により実行可能性は異なります。センターは，上記の普遍的な再発防止策を提案する場合，それぞれの医療機関が，それぞれの体制・規模などに合わせて選択できるよう，少なくとも医療機関の規模に合わせた複数の再発防止策を提案しなければなりません。

　また，センターは，各医療機関がこれらの提案が自施設に適合するか判断をする際に重要な情報を提供する必要があります。具体的には，再発防止策をとる場合に必要な人的物的コスト，再発防止策の有効性，再発防止策をとらない場合にどのようなリスクがどのような確率で生じるかといった，リスクベネフィットについての情報提供が望ましいと考えられます。

　なお，当該病院等の実情にそぐわない再発防止策の提案は，当該病院等や医療従事者に対する名誉毀損や業務妨害の結果を招くおそれがあることに留意し，細心の注意を払わなければなりません。

3) 個別の調査結果を公表すべきでないこと

　医療機関が実施した調査結果や，センターが医療機関や遺族からの依頼に基づき実施した調査結果を，センターが公表することは規定されていません。よって，医療事故の個別事例の公表も行うべきではありません。

4) 通報の禁止

　センターから行政機関への報告や警察への通報をするべきではありません。そのような根拠となる規定がないばかりか，医療安全の確保という本制度の目的に反し，センターが負う守秘義務にも違反

するものだからです。

3　センター調査にかかわる事項

改正医療法
第6条の17
　医療事故調査・支援センターは，医療事故が発生した病院等の管理者又は遺族から，当該医療事故について調査の依頼があつたときは，必要な調査を行うことができる。
　2　医療事故調査・支援センターは，前項の調査について必要があると認めるときは，同項の管理者に対し，文書若しくは口頭による説明を求め，又は資料の提出その他必要な協力を求めることができる。
　3　第1項の管理者は，医療事故調査・支援センターから前項の規定による求めがあつたときは，これを拒んではならない。
　4　医療事故調査・支援センターは，第1項の管理者が第2項の規定による求めを拒んだときは，その旨を公表することができる。

本通知
センター調査の依頼について
○医療事故が発生した医療機関の管理者又は遺族は，医療機関の管理者が医療事故としてセンターに報告した事案については，センターに対して調査の依頼ができる。
○院内事故調査終了後にセンターが調査する場合は，院内調査の検証が中心となるが，必要に応じてセンターから調査の協力を求められることがあるので病院等の管理者は協力すること。
○院内事故調査終了前にセンターが調査する場合は院内調査の進捗状況等を確認するなど，医療機関と連携し，早期に院内事故調査の結果が得られることが見込まれる場合には，院内事故調査の結果を受けてその検証を行うこと。各医療機関においては院内事故調査を着実に行うとともに，必要に応じてセンターから連絡や調査の協力を求められることがあるので病院等の管理者は協力すること。
○センター調査（・検証）は，「医療機関が行う調査の方法」で示した項目について行う。その際，当該病院等の状況等を考慮しておこなうこと。
○センターは医療機関に協力を求める際は，調査に必要かつ合理的な範囲で協力依頼を行うこととする。

1) センター調査開始は管理者の発生報告が必須

　条文の順序からしても，また，センター調査が「医療事故」を前提としていることからも，また立法過程での厚生労働省による説明からも，改正医療法第6条の17の規定は，医療機関の管理者からセンターへの発生報告がされたことが前提となっています。
　なお，センター調査の依頼は，遺族または当該医療従事者もしくは当該病院等の申し出に基づき当該病院等に一元化して行うこととします。期限は，院内調査結果の遺族への説明があった日から1カ月以内とします。

2) 管理者または遺族らによるセンター調査の依頼

(1) 院内調査実施中
　院内調査を実施している最中は，発生報告から1年以内は，遺族はセンター調査を依頼することができないものとします。本制度は当該病院等の自主性・自律性に基づく院内調査を中心とするものだ

からです。ただし，発生報告から1年を超えて，合理的な理由なく院内調査が終了しない場合，遺族はセンター調査を依頼することができます。

なお，センターと医療機関が連携して調査を行う仕組みは本制度上ありません。

(2) 院内調査終了後

遺族が「当該病院等を信用できない」ことや「院内調査の結果に納得がいかない」ことを理由とする場合には，すでに紛争状態にあるため，センター調査を依頼することができません。センターも，このような依頼を受託してはなりません。本制度は，医療安全の確保を目的とするもので，紛争解決や責任追及が目的ではないからです。

3) センター調査の内容

センター調査は，院内調査が適切な手続きで行われたか否かを検証することに重点を置いて行うべきで，問題があるときには原則として院内調査の補充またはやり直しを行うべきとの結論を出すべきです。したがって，自ら新たな調査を一から行うのは，院内調査結果に重大で明らかな誤りがあって，かつ，当該病院等自身ではやり直しが著しく困難であると当該病院等自身から申し出があったという特段の事情が存在する場合に限られるべきです。

4) 医療機関からの資料提供

院内調査実施中で発生報告から1年以内は，センターからの調査協力の求めに対して，病院等の管理者はこれを正当な理由を示して拒むことができます（そもそもこの場合センターは調査協力を求めることができません）。また，発生報告からやむをえず1年を超えて院内調査を実施している場合も，調査協力の求めを拒むことができます。

センターは，調査に必要な合理的な範囲の追加情報提供の依頼をすることができるものとします。なお，医療安全確保のための仕組みであることに鑑み，関係者のヒアリング情報その他の医療安全活動資料は，当該病院等からセンターへ提供しないものとします。

5) センターの調査内容・結果

(1) 記載事項

調査結果報告書には，診療経過の客観的な事実記載の検証結果を第一に記載します。原因分析については「個人の責任追及を行うものではないことに留意」し，再発防止策については「個人の責任追及とならないように注意」し，当該医療機関の状況および管理者の意見を踏まえたうえで記載しなければなりません。

なお，当該病院等の実情にそぐわない医学的評価や再発防止策は，当該病院等や医療従事者に対する名誉毀損や業務妨害の結果を招くおそれもあるので，細心の注意を払うべきです。

(2) 秘匿性（匿名化・非識別化）

調査結果報告書には，当該医療従事者名および患者名は匿名化し，調査結果のみ記載することとして，その議論の経過や結果に至る理由は記載せず，再発防止策（改善策）も記載しないこととします。

さらに，センターの調査結果報告書の記載情報は，医療従事者に関しては特定（ある情報が誰の情報であるかがわかること）できるものであってはならないことはもちろん，識別（ある情報が誰か一人の情報であることがわかること，つまり，ある情報が誰の情報であるかがわかるかは別にして，ある人の情報と別の人の情報を区別できること）できるものであってもなりません。医療従事者に関して報告書に記載されるのは，識別特定情報や識別非特定情報であってはならず，非識別非特定情報である必要があります。

なお，非識別化をするためには，他の情報との照合によっても識別できないものでなければなりません。「他の情報」とは，センターが入手し得るすべての情報（たとえば，医療機関ホームページや，診療録などの診療に関する記録その他のセンターに提出することがあり得る資料，遺族からセンターが聴取し得る説明や提出を受け得る資料）を含みます。

　このような厳格な秘匿化の条文が置かれたのは，本制度がWHOドラフトガイドラインの求める趣旨を高いレベルで実現しようとしているものということができます。

　逆にいうと，センターの報告書を用いて，特定事件についての報道や検察官，裁判所の判断材料になってはいけないということを意味していますし，そのような材料になるようなセンター報告書が作成されるようでは明らかに法の趣旨に反しているといえます。

　センターは，当該病院など，遺族，裁判所・検察庁・警察署・行政機関その他一切の公的機関，その他のいかなる者に対しても，調査結果報告書以外を開示できないものとします。調査結果報告書は，民事訴訟・行政事件訴訟・刑事訴訟・行政処分の証拠とすることができないし，センターはこれを公表することもできないものとします。

　関係者には，厳密な守秘義務が課されます。

(3) 調査結果報告書事前確認（医療機関）

　センターは，調査結果報告の概要が整った時点で，当該病院等に対し，事前に告知してその確認を求め，当該医療従事者の意見を聴取し，これを調査結果報告書の記載に反映させなければなりません。

(4) 遺族および医療機関への報告

改正医療法
第6条の17
　5　医療事故調査・支援センターは，第1項の調査を終了したときは，その調査の結果を同項の管理者及び遺族に報告しなければならない。

本通知
センター調査の遺族及び医療機関への報告方法・報告事項について
○センターは調査終了時に以下事項を記載した調査結果報告書を，医療機関と遺族に対して交付する。
　・日時／場所／診療科
　・医療機関名／所在地／連絡先
　・医療機関の管理者
　・患者情報（性別／年齢等）
　　・医療事故調査の項目，手法及び結果
　　・調査の概要（調査項目，調査の手法）
　　・臨床経過（客観的事実の経過）
　　・原因を明らかにするための調査の結果
　※調査の結果，必ずしも原因が明らかになるとは限らないことに留意すること。
　※原因分析は客観的な事実から構造的な原因を分析するものであり，個人の責任追及を行うものではないことに留意すること。
　　・再発防止策
　※再発防止策は，個人の責任追及とならないように注意し，当該医療機関の状況及び管理者の意見を踏まえた上で記載すること。
○センターが報告する調査の結果に院内調査報告書等の内部資料は含まない。

　センターから調査結果報告書を受け取った当該病院等は，主治医を基本として適切な者が遺族に対して調査結果報告書に基づき，その内容を説明しつつ報告するものとします。なお，主治医以外が説

明する場合，事前に主治医の許可を必要とします。

4 センターが負う守秘義務・報告書の秘匿性

改正医療法

第6条の21
　医療事故調査・支援センターの役員若しくは職員又はこれらの者であつた者は，正当な理由がなく，調査等業務に関して知り得た秘密を漏らしてはならない。

第6条の22（参考）
2　前項の規定による委託を受けた医療事故調査等支援団体の役員若しくは職員又はこれらのものであった者は，正当な理由がなく，調査等業務に関して知り得た秘密を漏らしてはならない。

第72条
3　（略）第6条の21，第6条の22第2項，（略）の規定に違反した者は，1年以下の懲役又は50万円以下の罰金に処する。

本通知

センター調査結果報告書の取扱いについて
○本制度の目的は医療安全の確保であり，個人の責任を追及するためのものではないため，センターは，個別の調査報告書及びセンター調査の内部資料については，法的義務のない開示請求に応じないこと。
　※証拠制限などは省令が法律を超えることはできず，立法論の話である。
○医療事故調査・支援センターの役員若しくは職員又はこれらの者であった者は，正当な理由がなく，調査等業務に関して知り得た秘密を漏らしてはならない。

　このような守秘義務の条文が置かれたのは，本制度がWHOドラフトガイドラインの求める趣旨を高いレベルで実現しようとしているものということができます。

5 公表について

改正医療法

第6条の17
　4　医療事故調査・支援センターは，第1項の管理者が第2項の規定による求めを拒んだときは，その旨を公表することができる。

　センターが公表できるのは，当該病院等の協力拒否に正当な理由がない場合に限り，その程度も何らの合理的な理由もなく悪質な場合に限ります。
　センターは，医療機関や管理者は原則として非公表とし，医療機関が協力を拒否した範囲の事項についてのみ公表することができるものとします。ただし，当該病院等や管理者に対する名誉毀損や業務妨害の結果を招くおそれが強いので，公表に先立って，センターは必ず弁明の聴取手続きを踏むとともに，当該病院等の弁明の要旨も併せて公表しなければなりません。

6 センター調査に伴う遺族および医療機関の費用負担

センター調査に伴う遺族及び医療機関の費用負担について（「検討会とりまとめ」）
○通知事項なし
○遺族がセンターに調査を依頼した際の費用負担については，遺族による申請を妨げることがないような額とすること。
○一方で，センターは民間機関であるため，納税額等から申請者の所得階層を認定することができないため，所得の多寡に応じた減免を行うことは難しいと考えられる。
○こうしたことから，所得の多寡に関わらず，負担が可能な範囲の額とすることとし，遺族がセンターに調査を依頼した際の費用負担については，一律とし，数万円程度とする。
○医療機関が依頼した際の費用負担は，実費の範囲内でセンターが今後定める。

7 センターが行う研修について

改正医療法
第6条の16
　四　医療事故調査に従事する者に対し医療事故調査に係る知識及び技能に関する研修を行うこと。

本通知
センターが行う研修について
○センターが行う研修については，対象者別に以下の研修を行う。
　①センターの職員向け：センターの業務（制度の理解，相談窓口業務，医療機関への支援等）を円滑に遂行するための研修
　②医療機関の職員向け：科学性・論理性・専門性を伴った事故調査を行うことができるような研修
　③支援団体の職員向け：専門的な支援に必要な知識等を学ぶ研修
○研修を行うに当たっては，既存の団体等が行っている研修と重複することがないよう留意する。
○研修の実施に当たっては，一定の費用徴収を行うこととし，その収入は本制度のために限定して使用する。

　医療機関ごとに事案の内容に応じて院内調査を行うべきことからも，研修について，まずは既存のものを活用すべきです。本通知上も，「既存の団体等が行っている研修と重複することがないよう留意する」こととなっています。

8 センターが行う普及啓発について

改正医療法
第6条の16
　六　医療事故の再発の防止に関する普及啓発を行うこと

本通知
センターが行う普及啓発について
○集積した情報に基づき，個別事例ではなく全体として得られた知見を繰り返し情報提供する。

○誤薬が多い医薬品の商品名や表示の変更など，関係業界に対しての働きかけも行う。
○再発防止策がどの程度医療機関に浸透し，適合しているか調査を行う。

9 センターが備えるべき規定について

改正医療法
第6条の18
　医療事故調査・支援センターは，第6条の16各号に掲げる業務（以下「調査等業務」という。）を行うときは，その開始前に，調査等業務の実施方法に関する事項その他の厚生労働省令で定める事項について調査等業務に関する規程（次項及び第6条の26第1項第三号において「業務規程」という。）を定め，厚生労働大臣の認可を受けなければならない。
　これを変更しようとするときも，同様とする。
　2　厚生労働大臣は，前項の認可をした業務規程が調査等業務の適正かつ確実な実施上不適当となつたと認めるときは，当該業務規程を変更すべきことを命ずることができる。

医療法施行規則
第1条の13の5
　法第6条の18第1項の厚生労働省令で定める事項は，次のとおりとする。
　一　調査等業務を行う時間及び休日に関する事項
　二　調査等業務を行う事務所に関する事項
　三　調査等業務の実施方法に関する事項
　四　医療事故調査・支援センターの役員の選任及び解任に関する事項
　五　調査等業務に関する秘密の保持に関する事項
　六　調査等業務に関する帳簿及び書類の管理及び保存に関する事項
　七　前各号に掲げるもののほか，調査等業務に関し必要な事項

第1条の13の6
　1　医療事故調査・支援センターは，法第6条の18第1項前段の規定により業務規程の認可を受けようとするときは，その旨を記載した申請書に当該業務規程を添えて，これを厚生労働大臣に提出しなければならない。
　2　医療事故調査・支援センターは，法第6条の18第1項後段の規定により業務規程の変更の認可を受けようとするときは，次に掲げる事項を記載した申請書を厚生労働大臣に提出しなければならない。
　一　変更の内容
　二　変更しようとする年月日
　三　変更の理由

10 センターの事業計画などの認可・事業報告書の提出について

改正医療法
第6条の19
　医療事故調査・支援センターは，毎事業年度，厚生労働省令で定めるところにより，調査等業務に関し事業計画書及び収支予算書を作成し，厚生労働大臣の認可を受けなければならない。これを変更しようとするときも，同様とする。

2　医療事故調査・支援センターは，厚生労働省令で定めるところにより，毎事業年度終了後，調査等業務に関し事業報告書及び収支決算書を作成し，厚生労働大臣に提出しなければならない。

医療法施行規則

第1条の13の7
　1　医療事故調査・支援センターは，法第6条の19第1項前段の規定により事業計画書及び収支予算書の認可を受けようとするときは，毎事業年度開始の一月前までに（法第6条の15第1項の指定を受けた日の属する事業年度にあつては，その指定を受けた後遅滞なく），申請書に事業計画書及び収支予算書を添えて，厚生労働大臣に提出しなければならない。
　2　医療事故調査・支援センターは，法第6条の19第1項後段の規定により事業計画書又は収支予算書の変更の認可を受けようとするときは，あらかじめ，変更の内容及び理由を記載した申請書を厚生労働大臣に提出しなければならない。

第1条の13の8
　医療事故調査・支援センターは，法第6条の19第2項の事業報告書及び収支決算書を毎事業年度終了後三月以内に貸借対照表を添えて厚生労働大臣に提出しなければならない。

11　センターの業務の休廃止の許可について

改正医療法

第6条の20
　医療事故調査・支援センターは，厚生労働大臣の許可を受けなければ，調査等業務の全部又は一部を休止し，又は廃止してはならない。

医療法施行規則

第1条の13の9
　医療事故調査・支援センターは，法第6条の20の規定により許可を受けようとするときは，その休止し，又は廃止しようとする日の二週間前までに，次に掲げる事項を記載した申請書を厚生労働大臣に提出しなければならない。
　　一　休止又は廃止しようとする調査等業務の範囲
　　二　休止又は廃止しようとする年月日及び休止しようとする場合はその期間
　　三　休止又は廃止の理由

12　センターが備える帳簿について

改正医療法

第6条の23
　医療事故調査・支援センターは，厚生労働省令で定めるところにより，帳簿を備え，調査等業務に関し厚生労働省令で定める事項を記載し，これを保存しなければならない。

医療法施行規則

第1条の13の10
　1　医療事故調査・支援センターは，法第6条の23の規定により，次に掲げる事項を記載した帳簿を備え，これを最終の記載の日から三年間保存しなければならない。

9．センター業務について

> 2　法第6条の23の厚生労働省令で定める事項は，次のとおりとする。
> 一　法第6条の1第4項の規定により病院等の管理者から医療事故調査の結果の報告を受けた年月日
> 二　前号の報告に係る医療事故の概要
> 三　第一号の報告に係る法第6条の16第1項第1号の規定による整理及び分析結果の概要

連絡先

1）一般社団法人日本医療法人協会医療安全調査部会
2）現場の医療を守る会

文　献

1）平成27年3月20日付『医療事故調査制度の施行に係る検討について』医療事故調査制度の施行に係る検討会作成（以下，「検討会とりまとめ」といいます）
http://www.mhlw.go.jp/stf/shingi2/0000078202.html
2）検討会とりまとめ http://www.mhlw.go.jp/stf/shingi2/0000078202.html
3）「医療事故調査制度に関するQ&A（Q1，Q19）」
http://www.mhlw.go.jp/stf/seisakunitsuite/bunya/0000061209.html
http://www.mhlw.go.jp/stf/seisakunitsuite/bunya/0000061227.html
4）http://www.who.int/patientsafety/implementation/reporting_and_learning/en/
中島和江（2011）『有害事象の報告・学習システムのためのWHOドラフトガイドライン』へるす出版
5）http://www.mhlw.go.jp/toukei/manual/dl/manual_h27.pdf
6）「診療行為に関連した死亡の調査分析モデル事業これまでの総括と今後に向けての提言」
7）平成19年3月30日付厚生労働省医政局長通知（医政発第0330010号）「良質な医療を提供する体制の確立を図るための医療法等の一部を改正する法律の一部の施行について」
8）http://www.mhlw.go.jp/topics/bukyoku/isei/i-anzen/jiko/
9）http://www.med-safe.jp/pdf/youkou_h22.pdf
10）第35回社会保障審議会資料，議事録参照
http://www.mhlw.go.jp/file/05-Shingikai-12601000-Seisakutoukatsukan-Sanjikanshitsu_Shakaihoshoutantou/0000028974.pdf
http://www.mhlw.go.jp/stf/shingi/0000038800.html
11）前述 http://www.mhlw.go.jp/stf/shingi2/0000078202.html
12）「医療事故調査制度に関するQ&A（Q2）」
http://www.mhlw.go.jp/stf/seisakunitsuite/bunya/0000061214.html
13）検討会とりまとめ http://www.mhlw.go.jp/stf/shingi2/0000078202.html

| JCOPY | 〈(社)出版者著作権管理機構 委託出版物〉
本書の無断複写は著作権法上での例外を除き禁じられています。
複写される場合は,そのつど事前に,下記の許諾を得てください。
(社)出版者著作権管理機構
TEL.03-3513-6969　FAX.03-3513-6979　e-mail：info@jcopy.or.jp

医療事故調運用ガイドライン

定価（本体価格 3,000 円＋税）

2015年 9 月25日　　第 1 版第 1 刷発行
2015年10月15日　　第 1 版第 2 刷発行
2017年 4 月10日　　第 1 版第 3 刷発行

編　集　日本医療法人協会医療事故調運用ガイドライン作成委員会
発行者　佐藤　枢
発行所　株式会社　へるす出版
　　　　〒164-0001　東京都中野区中野2-2-3
　　　　電話　（03）3384-8035（販売）　　（03）3384-8177（編集）
　　　　振替　00180-7-175971
　　　　http://www.herusu-shuppan.co.jp
印刷所　広研印刷株式会社

©2015 Printed in Japan　　　　　　　　　　　　　　　　　〈検印省略〉
落丁本，乱丁本はお取り替えいたします。
ISBN 978-4-89269-874-3